77 Recetas de Comidas Y Jugos Para Prevenir La Pérdida de Cabello:

Use Vitaminas y Minerales Para El Crecimiento Capilar Para Darle A Su Cuerpo Las Herramientas Que Necesita

Por

Joe Correa CSN

DERECHOS DE AUTOR

Esta publicación está diseñada para proveer información precisa y autoritaria respecto al tema en cuestión. Es vendido con el entendimiento de que ni el autor ni el editor están envueltos en brindar consejo médico. Si éste fuese necesario, consultar con un doctor. Este libro es considerado una guía y no debería ser utilizado en ninguna forma perjudicial para su salud. Consulte con un médico antes de iniciar este plan nutricional para asegurarse que sea correcto para usted.

RECONOCIMIENTOS

Este libro está dedicado a mis amigos y familiares que han tenido una leve o grave enfermedad, para que puedan encontrar una solución y hacer los cambios necesarios en su vida.

77 Recetas de Comidas Y Jugos Para Prevenir La Pérdida de Cabello:

Use Vitaminas y Minerales Para El Crecimiento Capilar Para Darle A Su Cuerpo Las Herramientas Que Necesita

Por

Joe Correa CSN

CONTENIDOS

ACERCA DEL AUTOR

Luego de años de investigación, honestamente creo en los efectos positivos que una nutrición apropiada puede tener en el cuerpo y la mente. Mi conocimiento y experiencia me han ayudado a vivir más saludablemente a lo largo de los años y los cuales he compartido con familia y amigos. Cuanto más sepa acerca de comer y beber saludable, más pronto querrá cambiar su vida y sus hábitos alimenticios.

La nutrición es una parte clave en el proceso de estar saludable y vivir más, así que empiece ahora. El primer paso es el más importante y el más significativo.

INTRODUCCION

77 Recetas de Comidas Y Jugos Para Prevenir La Pérdida de Cabello: Use Vitaminas y Minerales Para El Crecimiento Capilar Para Darle A Su Cuerpo Las Herramientas Que Necesita

Por Joe Correa CSN

La pérdida de cabello afecta a millones de hombres y mujeres cada año. Una de las causas más comunes de la pérdida de cabello es la mala nutrición. Los síntomas físicos de la pérdida de cabello pueden ser traumáticos, aunque el impacto psicológico es aún más severo. Incrementando la ingesta de proteínas y hierro, dos de los nutrientes más esenciales para el cabello, y combinándolos con otros nutrientes esenciales, la pérdida de cabello se puede reducir.

Cambiando una dieta e incrementando la ingesta de vitaminas A, B, E y K, sumadas a los minerales selenio, fósforo, magnesio, zinc y niacina, usted podrá tener un cabello saludable. Desde promover el crecimiento hasta mantener el brillo y cuerpo, estas recetas son una guía para un nuevo estilo de vida saludable.

77 RECETAS DE COMIDAS Y JUGOS PARA PREVENIR LA PÉRDIDA DE CABELLO: USE VITAMINAS Y MINERALES PARA EL CRECIMIENTO CAPILAR PARA DARLE A SU CUERPO LAS HERRAMIENTAS QUE NECESITA

COMIDAS

1. Camarones con Naranja y Sésamo

Cambie del pollo o cerdo frito y pruebe camarones. El jengibre y naranja hacen que este plato sea dulce y picante, mientras numerosos vegetales proveen vitaminas y minerales para asegurar un apropiado flujo de sangre al cuero cabelludo, para prevenir la caída y promover el crecimiento de cabello.

Ingredientes:

- 1 libra camarones crudos, pelados y sin vaina

- 2 cucharadas jugo de naranja

- 2 diente de ajo molido

- 1 cucharada jengibre fresco, rallado

- 3 cucharadas de aceite de sésamo, dividido

- 1 pimiento rojo, rebanado

- 1 calabaza amarilla, rebanada en medias lunas

- 1 taza floretes de brócoli

- 1 cebolla amarilla pequeña, rebanada

- 1/2 taza zanahoria rallada

- 1 cucharada ralladura de naranja

- 1/4 cucharadita pimienta roja molida

- 3 cucharadas Salsa Hoisin

- 2 tazas arroz negro, cocido

Preparación:

Mezclar los camarones, jugo de naranja, ajo y jengibre en un tazón. Refrigerar por 15 minutos.

Calentar 1 cucharada de aceite de sésamo en un wok o sartén grande a fuego medio/alto. Añadir los camarones y cocinar hasta que estén firmes y rosados. Remover.

En la misma sartén, agregar los pimientos rojos, calabaza, brócoli, cebolla, zanahoria, ralladura de naranja y pimienta roja molida. Cocinar hasta que los vegetales ablanden. Agregar los camarones y salsa Hoisin. Revolver bien y continuar cocinando 1 minuto más. Servir sobre arroz.

Información Nutricional:

Calorías Totales: 578

Vitaminas: Vitamina A 519 µg, Vitamina B6 1mg, Vitamina B12 2.2 µg, Vitamina C 181mg, Vitamina K 57 µg

Minerales: Fósforo 580mg, Selenio 77 µg

Azúcares: 15g

2. Arroz con Pollo Frito

En vez de comida para llevar, intente hacer este arroz con pollo frito simple desde la comodidad de su propia cocina. Al agregar más vegetales al plato, también se agregan nutrientes extra. Este plato es también rico en proteínas, y cada fibra de cabello está hecha de un complejo proteico, haciendo de éstas la base de todas las necesidades.

Ingredientes:

- 2 huevos
- 2 cucharada aceite de sésamo
- 1 cucharadita jengibre fresco, molido
- 2 dientes de ajo, molido
- 1/4 cucharadita pimienta roja
- 1 cebolla amarilla pequeña, en cubos
- 4 pechuga de pollo sin piel ni hueso, en cubos
- 1/4 taza zanahoria rallada
- 1/4 taza guisantes dulces
- 2 cucharada Salsa Hoisin
- 4 tazas arroz negro, cocido
- 2 cebolla verde, en trozos

- 2 cucharadas cilantro fresco, en trozos

Preparación:

Batir los huevos levemente, y dejar a un lado.

En una sartén grande, calentar aceite de sésamo a fuego alto. Agregar el jengibre, ajo, pimienta roja y cebolla. Cocinar hasta que largue aroma y la cebolla comience a ablandar. Añadir el pollo, zanahoria y guisantes. Agregar la salsa Hoisin y arroz negro, y cocinar.

Una vez caliente, añadir los huevos batidos. Verter en tazones para servir y cubrir con cebolla verde y cilantro.

Información Nutricional:

Calorías Totales: 681

Vitaminas: Vitamina B6 0.6mg

Minerales: Fósforo 305mg, Selenio 47µg, Zinc 3mg, Niacina 8mg

Azúcares: 2g

3. Pasta de Brocolini con Parmesano

Si le gusta el brócoli, ¡amará el brocolini! Un híbrido del brócoli y la col rizada que contiene los nutrientes de cada vegetal, dándole una saludable dosis de vitaminas C y K, esenciales para el apropiado crecimiento capilar.

Ingredientes:

- 1 cucharada aceite de oliva
- 2 tazas brocolini, en trozos
- 2 diente de ajo molido
- 1/2 libra linguini de trigo integral, cocido
- 2 cucharadas pesto de albahaca
- 1/2 taza parmesano rallado

Preparación:

En una sartén, calentar aceite de oliva a fuego medio. Agregar el brocolini y ajo. Cocinar hasta que esté verde claro y comience a ablandar. Añadir el linguini y cocinar hasta que esté caliente. Agregar pesto y ¾ de parmesano. Verter en tazón y cubrir con el parmesano restante. Servir.

Información Nutricional:

Calorías Totales: 332

Vitaminas: Vitamina C 40mg, Vitamina K 56 µg

Minerales: Fósforo 266mg, Selenio 45µg

Azúcares: 2g

4.　　Bolas de Carne Glaseadas con Naranja

En vez de las bolas de carne regulares, ¡intente hacerlas con un giro simple! La naranja le da a esta receta una dosis saludable de vitamina C, no solo promoviendo un cabello y piel saludables, sino también dándole a estas bolas de carne un toque picante y dulce.

Ingredientes:

- 1 cucharada aceite de oliva
- 2 tazas floretes de brócoli
- 1 libra carne picada extra magra
- 2 dientes de ajo
- 2 cucharadas Salsa Hoisin, dividida
- 2 cucharadas jugo de naranja
- 2 cucharaditas ralladura de naranja
- 1 cucharada vinagre de sidra de manzana

Preparación:

Precalentar el horno a 400 grados.

Poner el brócoli en una fuente de hornear, rociar con aceite de oliva. Poner en el horno y cocinar por 15 minutos, hasta que comience a ennegrecer.

Combinar la carne molida, ajo y la mitad de la salsa Hoisin. Formar las bolas de carne. En una sartén a fuego medio/alto, añadir las bolas. Cocinar, rotándolas, por 5-7 minutos, o hasta que estén listas. Remover de la sartén y dejar a un lado.

Limpiar la sartén. Añadir vinagre, jugo de naranja, ralladura de naranja y miel. Hervir, y reducir el fuego. Añadir el brócoli y las bolas de carne. Cocinar hasta que la salsa se reduzca y esté espesa. Revolver para cubrir todo con el glaseado, y servir sobre arroz negro.

Información Nutricional:

Calorías Totales: 477

Vitaminas: Vitamina B6, 0.8mg, Vitamina B12 4.5 µg, Vitamina C 114mg, Vitamina K 95 µg

Minerales: Fósforo 409mg, Selenio 35 µg, Zinc 10mg, Riboflavina 0.4mg, Niacina 10mg

Azúcares: 13g

5.   Tacos de Pescado Grillado con Mango y Palta

¡Una prueba del verano en la playa en cada bocado! Livianos y refrescantes, estos tacos están repletos de vitamina B y C, dándole energía y un cabello saludable.

Ingredientes:

- 1 cucharada polvo de chile
- 2 cucharaditas comino molido
- 1 cucharada pimentón dulce
- 1 cucharadita polvo de ajo
- 8 onzas Rodaballo
- 1 cucharada aceite de oliva
- 1/4 taza repollo morado, rallado
- 1 cebolla pequeña, rebanada
- 1 palta, rebanada
- 1/4 taza mango, en cubos
- 2 cucharadas cilantro fresco, en trozos
- 1 cucharada jugo de lima
- 4 tortillas de trigo integral pequeñas

Preparación:

En un tazón pequeño, combinar el polvo de chile, comino, pimentón dulce y polvo de ajo. Cepillar el rodaballo con aceite de oliva y cubrir bien con la mezcla de especies. En una sartén a fuego alto, sellar el rodaballo hasta que esté escamoso. Remover de la sartén y romper en piezas pequeñas.

Dividir el pescado en las tortillas. Cubrir con los ingredientes restantes y rociar con jugo de lima. Servir.

Información Nutricional:

Calorías Totales: 576

Vitaminas: Vitamina B6 0.9mg, Vitamina B12 1.9 µg, Vitamina C 30mg, Vitamina E 7mg, Vitamina K 37 µg

Minerales: Magnesio 151mg, Fósforo 586mg, Selenio 73 µg Tiamina 0.7mg, Niacina 9mg

Azúcares: 8g

6.   Ajo, Camarones y Pasta con Vegetales

Es sorprendente cuántos nutrientes hay en un pequeño camarón. Junto con vegetales y pasta de trigo integral, este simple plato es completo en relleno, dándole todo lo que su cuerpo necesita.

Ingredientes:

- 1 cucharada aceite de oliva
- 12 onzas camarones crudos
- 3 dientes de ajo, molido
- 1/4 taza cebolla, rebanada
- 1/2 taza pimiento rojo, rebanada
- 1/2 taza calabacín, rebanada
- 1/2 taza col rizada, en trozos
- 1/4 taza leche desnatada
- 1/2 libra pasta de trigo integral, cocido
- 1/2 taza queso parmesano rallado

Preparación:

En una sartén grande, calentar aceite a fuego medio.

Añadir los camarones, ajo, cebolla, pimientos y calabacín. Cocinar hasta que los camarones estén firmes y rosas. Agregar la col rizada y cocinar hasta que marchite.

Añadir la leche y pasta a la mezcla de camarones. Hervir a fuego lento y agregar el queso parmesano. Continuar cocinando hasta que espese. Verter en tazones y servir.

Información Nutricional:

Calorías Totales: 697

Vitaminas: Vitamina B6 0.7mg, Vitamina B12 2.3 µg, Vitamina C 49mg, Vitamina K 128 µg

Minerales: Magnesio 165mg, Fósforo 808mg, Selenio 135 µg, Zinc 5mg

Azúcares: 5

7. Envueltos de Pollo Mediterráneos

Un gran envuelto para el almuerzo o cena, esta opción liviana y saludable está rellena de sabor y nutrientes. En este plato, el cuscús hace que este envuelto sea llenador, mientras provee proteínas esenciales sin extra carbohidratos.

Ingredientes:

- 1/3 taza cuscús, cocido

- 1 taza perejil fresco, en trozos

- 2 cucharadas orégano fresco, en trozos

- 1 cucharada menta fresca, en trozos

- 1/4 taza jugo de limón

- 1 cucharada aceite de oliva

- 2 diente de ajo molido

- 3 pechuga de pollo sin piel ni hueso, rebanada

- 1 tomate mediano, en trozos

- 1 cebolla morada pequeña, en trozos

- 1 taza pepino, en trozos

- 4 cucharadas yogurt griego natural

- 4 tortillas de trigo integral grandes

Preparación:

Combinar perejil, orégano, menta, jugo de limón, aceite y ajo en un tazón pequeño. Verter ¼ de la mezcla sobre el pollo. Cubrir bien y cocinar en una sartén mediana hasta que no quede rosa.

Combinar la mezcla restante con el cuscús. Agregar tomate, cebolla, pepino y yogurt. Esparcir en las tortillas y cubrir con el pollo cocido. Doblar y enrollar para formar un burrito. Cortar por la mitad y servir.

Información Nutricional:

Calorías Totales: 349

Vitaminas: Vitamina B6 0.8mg, Vitamina K 81 µg

Minerales: Fósforo 391 mg, Selenio 44 µg, Zinc 2mg, Niacina 16mg

Azúcares: 4g

8.   Pollo, Brócoli y Mango Fritos

Dele más sabor al pollo y brócoli con el mango dulce. El mango le da a este plato clásico un sabor y profundidad agregados. Está repleto de antioxidantes, que ayudan a mantener el colágeno en el cabello.

Ingredientes:

- 2 cucharadas de aceite de coco

- 2 pechuga de pollo sin piel ni hueso, rebanada

- 2 diente de ajo molido

- 1 cucharada jengibre fresco, molido

- 1 cebolla morada pequeña, rebanada

- 1 taza mango, rebanada

- 2 tazas brócoli, cortado en floretes pequeños;

- 1/2 taza pimiento rojo, en trozos

- 3 cucharadas Salsa Hoisin

- 1/4 cucharadita pimienta roja molida

- 1/4 taza alcaparras, en trozos

- 3 cebolla verde, en trozos

- 1 cucharada cilantro fresco, en trozos

Preparación:

Calentar el aceite de coco en un wok o sartén a fuego medio/alto. Cocinar hasta que el pollo no esté rosa, y remover de la sartén.

Agregar el ajo, jengibre y cebolla a la misma sartén. Cocinar hasta que largue fragancia, uno a dos minutos. Añadir el brócoli, pimiento y mango. Cocinar hasta que los vegetales ablanden.

Poner el pollo en la sartén nuevamente. Agregar salsa Hoisin y pimienta roja. Revolver bien para combinar. Verter en tazones. Rociar con alcaparras, cebolla verde y cilantro. Servir.

Información Nutricional:

Calorías Totales: 357

Vitaminas: Vitamina B6 0.8mg, Vitamina C 56 µg, Vitamina K 181 µg

Minerales: Fósforo 248mg, Selenio 27 µg, Folato 165 µg, Riboflavina 0.4mg

Azúcares: 21g

9.   Chow Mein de Carne y Bok Choy

El poco conocido bok choy, o repollo asiático, es una gran adición a cualquier plato asiático. Los nutrientes son similares a la col rizada, dándole a la receta más nutrientes.

Ingredientes:

- 1 cucharada aceite de coco
- 12 onzas filete de solomillo en cubos
- 1 taza cebolla morada, rebanada
- 2 diente de ajo molido
- 1/2 taza pimiento rojo, rebanada
- 2 tazas bok choy, en trozos
- 1 taza brotes de frijoles
- 1/4 taza vinagre de vino de arroz
- 2 cucharadas Salsa Hoisin
- 8 onzas fideos finos, cocido

Preparación:

En una sartén grande o wok, calentar aceite a fuego medio/alto. Añadir la carne y cocinar hasta que esté lista.

Agregar la cebolla, ajo y pimientos hasta que los vegetales comiencen a ablandar. Añadir el bok choy y continuar cocinando hasta que empiece a marchitar. Agregar los brotes de frijoles, vinagre y salsa Hoisin junto con los fideos finos y revolver para cubrir bien. Servir.

Información Nutricional:

Calorías Totales: 341

Vitaminas: Vitamina B6 0.9mg, Vitamina C 70mg, Vitamina K 42 µg

Minerales: Fósforo 348mg, Selenio 60 µg, Zinc 3mg, Tiamina 0.7mg, Riboflavina 0.5mg, Niacina 13mg

Azúcares: 6g

10.   Salmón Sellado a la Pimienta Negra con Ensalada de Pepino

Juntando el salmón con una ensalada de pepino crujiente crea un balance de cremoso y fresco. El salmón provee grasas saludables y vitamina B, manteniendo el cabello saludable y brilloso.

Ingredientes:

- 1 cucharada aceite de oliva

- 2 (6 onzas) filetes de salmón

- 1/2 cucharadita sal

- 1/2 cucharadita granos de pimienta negra, molidos

- 1/4 cucharadita pimienta roja molida

- 1 pepino, rebanado fino

- 1/2 taza repollo morado, rallado

- 1/4 taza cebolla amarilla, rebanado fino

- 2/3 taza yogurt griego natural

- 1 cucharadita eneldo seco

- 1 diente de ajo molido

- 1 cucharada vinagre de sidra de manzana

Preparación:

En una sartén, calentar el aceite de oliva. Cubrir el salmón

con sal, granos de pimienta y pimienta roja. Sellar en la sartén a fuego medio hasta que esté firme y cocido.

En un tazón mediano, combinar los ingredientes restantes. Mezclar bien. Dejar reposar por 5 minutos. Servir junto con el salmón.

Información Nutricional:

Calorías Totales: 313

Vitaminas: Vitamina B6 1.1mg, Vitamina B12 8.5 µg, Vitamina D 19 µg

Minerales: Fósforo 566mg, Selenio 55 µg, Niacina 14mg

Azúcares: 6g

11. Ensalada de Espinaca y Naranja

Combinar cítricos y espinaca es un clásico. La naranja va bien con lo terroso de la espinaca; no solo crea un balance de sabor, sino también un plato completo rico en vitaminas y minerales.

Ingredientes:

- 1 cucharada aceite de oliva
- 2 diente de ajo molido
- 2 cucharadas jugo de naranja
- 2 pechuga de pollo sin piel ni hueso
- 1/4 taza vinagre balsámico
- 1 cucharada miel
- 4 tazas espinaca
- 2 naranjas medianas, peladas y segmentadas
- 1/4 taza almendras tostadas

Preparación:

En un tazón pequeño, batir el aceite de oliva, ajo y jugo de naranja. Verter sobre el pollo y marinar por 20 minutos.

Calentar una sartén a fuego medio. Agregar el pollo y cocinar hasta que no quede rosa. Dejar reposar.

En una olla pequeña, hervir la miel y vinagre. Reducir al mínimo y continuar cocinando, revolviendo ocasionalmente, hasta que empiece a espesar. Remover.

Dividir la espinaca y naranjas en tazones. Cubrir con el pollo y rociar con almendras y la salsa de miel. Servir.

Información Nutricional:

Calorías Totales: 399

Vitaminas: Vitamina A 303 µg, Vitamina B6 1.0mg, Vitamina B12 0.4 µg, Vitamina C 87mg, Vitamina E 7mg, Vitamina K 290 µg

Minerales: Magnesio 150mg, Fósforo 422mg, Selenio 36 µg, Niacina 19mg

Azúcares: 13g

12. Pechuga de Pollo Asada con Mostaza de Damasco y Acelga

El pollo va bien con todo, ¡y la mostaza de damasco y acelga es una gran combinación! El gusto de la mostaza, dulzor del damasco y sabor terroso de la acelga provee una experiencia fuera de este mundo, segura de cumplir toda necesidad de vitaminas y minerales.

Ingredientes:

- 1/4 taza romero fresco, en trozos
- 3 diente de ajo molido y dividido
- 2 cucharadas de aceite de oliva, dividido
- 2 pechuga de pollo sin piel ni huesos
- 1/4 taza mostaza granulosa marrón
- 1/3 taza jalea de damasco
- 2 tazas Acelga, en trozos
- 1/2 taza cebolla, rebanada

Preparación:

Precalentar el horno a 350 grados.

En un tazón pequeño, combinar el romero, 2/3 del ajo, sal y la mitad del aceite de oliva. Mezclar bien y frotar el pollo con la mezcla.

Poner el pollo en una fuente de hornear. Cocinar 30 a 35 minutos, hasta que no quede rosa.

En una sartén pequeña, combinar la mostaza y jalea de damasco, y calentar a fuego medio, revolviendo frecuentemente, hasta que la jalea se haya derretido y los ingredientes estén bien combinados.

Mientras tanto, calentar el aceite restante en una sartén a fuego medio. Agregar el ajo restante, cebolla y acelga. Cocinar hasta que la acelga esté marchita y la cebolla blanda. Verter en platos. Cubrir con pollo y glaseado de damasco.

Información Nutricional:

Calorías Totales: 409

Vitaminas: Vitamina A 611 µg, Vitamina B6 1.2mg, Vitamina C 32mg, Vitamina K 476 µg

Minerales: Magnesio 184mg, Fósforo 451mg, Selenio 47 µg, Niacina 24mg

Azúcares: 24g

13. Salmón Ennegrecido con Col Rizada Balsámica

Mientras la col rizada contiene muchas vitaminas, este verde puede volverse aburrido. Añadir vinagre balsámico le da a este vegetal una nueva vida. Junto con el salmón, esta receta está repleta de niacina, que ayuda a convertir la comida en vitaminas saludables.

Ingredientes:

- 2 cucharadas pimentón dulce

- 1 cucharada pimienta cayena

- 1 cucharada polvo de cebolla

- 1/2 cucharadita pimienta negra

- 1/4 cucharadita tomillo seco

- 1/4 cucharadita orégano seco

- 1/4 cucharadita albahaca seca

- 2 cucharadas de aceite de oliva, dividido

- 2 (6 onzas) filetes de salmón

- 3 tazas col rizada, en trozos

- 1 diente de ajo molido

- 1 cucharada agua

- 1 cucharada vinagre balsámico

Preparación:

Combinar pimentón dulce, cayena, polvo de cebolla, pimienta, tomillo, orégano y albahaca en un tazón pequeño.

Cepillar los filetes de salmón con la mitad del aceite de oliva. Cubrir con la mezcla de especias. Sellar en una sartén a fuego medio, o grillar a fuego lento, hasta que el pescado esté firme y escamoso.

Calentar el aceite restante en una sartén. Agregar la col rizada, ajo y agua. Cocinar hasta que la col rizada comience a marchitar y añadir el vinagre. Continuar cocinando hasta que el líquido evapore. Verter en platos para servir y cubrir con el salmón.

Información Nutricional:

Calorías Totales: 414

Vitaminas: Vitamina A 602 µg, Vitamina B6 1.3mg, Vitamina B12 8.2 µg, Vitamina C 121mg, Vitamina D 19 µg, Vitamina K 729

Minerales: Fósforo 552mg, Selenio 54 µg, Niacina 15mg

Azúcares: 2g

14.   Calzón de Lentejas y Batatas

Las lentejas son ricas en muchas vitaminas y minerales, ¡demasiadas para listarlas! Este ingrediente clave juega un rol en todos los aspectos del crecimiento del cabello, desde el folículo hasta mantener el cabello fuerte y brilloso.

Ingredientes:

- 1 costra de pizza, masa cruda (preferentemente casera)
- 3 batatas pequeñas,
- 2 cucharadas de aceite de oliva, dividido
- 1 cebolla amarilla mediana, rebanada
- 2 dientes de ajo, molidos
- 1 cucharadita comino molido
- 1/2 cucharadita canela molida
- 1/2 cucharadita pimienta de Jamaica molida
- 1/2 taza lentejas verdes francesas, lavadas
- 1 taza agua
- 1 taza col rizada, en trozos

Preparación:

Precalentar el horno a 400°F.

Perforar las batatas en varios lugares con un tenedor y poner en una fuente. Hornear por 45-60 minutos, o hasta que estén bien blandas. Dejar enfriar y luego hacerla puré.

Calentar 1 cucharada de aceite en una sartén a fuego medio, y añadir la cebolla y ajo. Cocinar hasta que trasluzca. Agregar el comino, canela y pimienta de Jamaica. Cocinar, revolviendo, hasta que largue aroma. Añadir las lentejas y agua. Hervir y cocinar a fuego lento, sin tapar, por 10 minutos. Agregar la col rizada y continuar cocinando hasta que las lentejas estén blandas. Agregar más agua si es necesario.

Incrementar el horno a 450°F.

En una tabla enharinada, amasar un pedazo de masa en un óvalo de 8 a 9 pulgadas. Esparcir ¼ taza de la batata sobre una mitad, dejando lugar en los bordes para sellar. Cubrir con 1/3 taza de la mezcla de lentejas y col rizada. Doblar por la mitad, y sellar los bordes.

Poner en una fuente de hornear rociada con spray antiadherente. Cepillar el calzón con aceite de oliva y hacer 2 o 3 cortes para que el vapor escape. Repetir con la masa y relleno restante.

Hornear por 25 a 30 minutos, o hasta que doren. Dejar reposar por al menos 5 minutos. Servir.

Información Nutricional:

Calorías Totales: 686

Vitaminas: Vitamina A 1158 µg, Vitamina B6 0.7mg, Vitamina C 51mg, Vitamina K 256 µg

Minerales: Fósforo 584mg, Selenio 24 µg, Folato 396 µg, Tiamina 0.8mg

Azúcares: 12g

15. Ensalada de Huevo y Curry con Rúcula en Pan Centeno

¿Cansado de la ensalada diaria de huevo? Agregando curry, ¡le da a la ensalada de huevo aburrida un golpe de especia! Al añadir rúcula, no solo le da a este sándwich un sabor crujiente, sino que también está llena de vitamina K. Envuelva este sándwich para el almuerzo o una cena rápida.

Ingredientes:

- 4 huevos hervidos, en trozos
- 2 cucharadas apio, molido
- 2 cucharada cebolla morada, molido
- 1/2 cucharadita polvo de curry
- 3 cucharadas mayonesa
- 2 cucharadas yogurt griego natural
- 1/4 cucharadita Salsa de Tabasco
- 1 cucharadita Mostaza de Dijon
- 4 rebanadas de pan de centeno, tostado
- 1/2 taza rúcula

Preparación:

Combinar todos los ingredientes excepto el pan y rúcula.

Dividir la mezcla de huevo en 2 rebanadas de pan de centeno. Cubrir con rúcula y terminar con la segunda pieza de pan de centeno. Cortar por la mitad y servir.

Información Nutricional:

Calorías Totales: 371

Vitaminas: Vitamina A 184 µgm Vitamina B12 1.2 µg, Vitamina K 54 µg

Minerales: Fósforo 292mg, Selenio 48 µg, Riboflavina 0.8mg

Azúcares: 6g

16.   Sopa de Bok Choy y Gota de Huevo

Agregando bok choy a la tradicional sopa de gota de huevo, añade extra vitaminas respecto a las proteínas que la sopa ya contiene. El huevo provee más que el mínimo de proteína diaria, que es esencial para un crecimiento de cabello apropiado.

Ingredientes:

- 3 zanahorias, peladas y en rodajas

- 1 tallo de apio, en cubos

- 1 cebolla amarilla pequeña, en cubos

- 1 diente de ajo molido

- 1 cucharada jengibre fresco, molido

- Una pizca de Sal Kosher o marina, a gusto

- 1/2 cucharadita pimienta negra

- 1 cucharada polvo de chile

- 1/4 cucharadita pimienta cayena

- 1/4 cucharadita copos de pimienta roja (más si lo desea)

- 1 cucharadita pimentón dulce

- 4 tazas caldo de hueso de pollo

- 2 cucharadas Salsa Hoisin

- 4 tazas bok choy, en trozos, vagamente embalado

- 4 claras de huevo

- 2 cebollas verde, en trozos

- 2 cucharadas cilantro fresco, en trozos

Preparación:

Agregar todos los ingredientes, excepto bok choy, claras de huevo, cebolla verde y cilantro, a una olla de cocción lenta. Cubrir y cocinar a fuego bajo por 6 a 8 horas, hasta que los vegetales estén blandos. Añadir el bok choy, revolver, y continuar cocinando hasta que marchite levemente, unos 5 minutos.

En un tazón pequeño, batir las claras de huevo hasta que estén espumosas. Asegurarse de que la sopa esté caliente, y lentamente revolver mientras se añaden las claras de huevo a la sopa. Cocinar por 2 minutos más. Servir en tazones, cubrir con cebolla verde y cilantro.

Información Nutricional:

Calorías Totales: 259

Vitaminas: Vitamina A 837 µg, Vitamina B6 0.7mg,

Vitamina C 69mg, Vitamina K 88 µg

Minerales: Fósforo 225mg, Selenio 25 µg, Riboflavina 0.9mg, Niacina 9mg

Azúcares: 14g

17. Sopa de Vegetales y Lentejas con Huevos Escalfados

Una gran sopa de otoño, los vegetales de raíz son terrosos y perfectos para un día frío. Las lentejas hacen que sea un plato completo, mientras el huevo le da un impulso de proteína.

Ingredientes:

- 2 cucharadas de aceite de oliva
- 1 cebolla grande, en trozos
- 5 dientes de ajo, molido
- 1 cucharadita comino molido
- 1/2 cucharadita cúrcuma molida
- 6 rebanadas panceta de pavo, rebanada
- 1 cucharada jengibre fresco, molido
- 1/2 cucharadita pimienta roja molida
- 2 hojas de laurel
- 2 tazas lentejas verdes secas, lavadas
- 5 tazas caldo de hueso de pollo (o caldo vegetal)
- 1 (28-onzas) lata de tomates molidos
- 1 taza batata, pelada y en cubos

- 1 taza remolacha, pelada y en cubos

- 1 taza nabos, pelada y en cubos

- 1 taza zanahoria, pelada y en cubos

- 1 taza Papas Idaho, pelada y en cubos

- 4 huevos crudos

- 3 tazas de agua

- 2 cucharadas de vinagre de sidra de manzana

Preparación:

En una olla muy grande, calentar el aceite de oliva a fuego medio y cocinar la cebolla hasta que ablande. Añadir el ajo, comino y cúrcuma, y mezclar bien. Agregar la panceta y cocinar hasta que esta dore, pero no esté crujiente. Añadir el jengibre, copos de pimienta roja, laurel y lentejas. Verter suficiente caldo para cubrir todos los ingredientes. Hervir, tapar, y cocinar a fuego bajo por 15 minutos. Agregar los ingredientes restantes excepto huevos, agua y vinagre. Añadir más caldo de hueso cuando sea necesario, la sopa debería ser espesa, pero tener una consistencia líquida. Continuar cocinando por 20 a 30 minutos hasta que las lentejas y vegetales estén blandos. Remover las hojas de laurel.

En una olla pequeña, calentar el agua y vinagre. Hervir y reducir al mínimo. Revolver y mientras tanto, romper y añadir los huevos. Remover del fuego y dejar reposar en agua caliente por 5 a 8 minutos, dependiendo de su preferencia en la yema.

Verter la sopa en tazones. Usando una cuchara, remover

los huevos, uno por vez, y servir sobre la sopa.

Información Nutricional:

Calorías Totales: 333

Vitaminas: Vitamina A 433 µg, Vitamina B6 0.6mg, Vitamina C 38mg

Minerales: Fósforo 437mg, Selenio 20 µg, Zinc 3mg, Folato 304 µg

Azúcares: 8g

18.   Albóndigas Mediterráneas con Tzatziki y Cuscús

Un secreto poco conocido del Mediterráneo, las albóndigas con salsa de yogurt picante son un delicioso fin a cualquier día. Una entrada rápida y simple, esta receta está repleta de sabor.

Ingredientes:

- 8 onzas cordero molido
- 8 onzas carne picada extra magra
- 6 dientes de ajo, molidos y divididos
- 1 cucharada orégano seco
- 2 cucharada aceite de oliva, dividido
- 1/4 taza pepino, rallado y sin líquido
- 1 taza yogurt griego natural
- 1 cucharadita eneldo seco
- 2 tazas cuscús, cocido y calentado
- 1 limón, en gajos

Preparación:

Combinar el cordero, carne, la mitad del ajo y orégano.

Formar bolas. Calentar la mitad del aceite de oliva en una sartén a fuego medio. Cocinar las albóndigas de todos lados hasta que no quede rosa. Dejar a un lado.

Combinar el ajo restante y aceite con los ingredientes restantes, a excepción del cuscús y limón. Servir las albóndigas sobre el cuscús. Rociar con salsa de yogurt y servir con un gajo de limón.

Información Nutricional:

Calorías Totales: 349

Vitaminas: Vitamina B12 3.2 µg

Minerales: Selenio 47 µg, Zinc 7mg, Niacina 8mg

Azúcares: 3g

19. Pastel de Carne con Lentejas y Batata

Un plato irlandés tradicional, este giro en el pastel de carne seguramente lo deje queriendo más. Esta cazuela es simple y puede ser dividida en platos individuales y frezada para más adelante.

Ingredientes:

- 3 batatas medianas, lavadas

- 8 onzas carne picada extra magra

- 1 taza lentejas marrones o verdes, lavadas

- 1 cucharada aceite de oliva

- 1 libra champiñones cremini, divididos

- 1 cebolla amarilla mediana, en trozos

- 1 zanahoria grande, en trozos

- 1 tallo de apio, en trozos

- 1 diente de ajo, molido

- 3/4 taza caldo vegetal bajo en sodio

- 1 cucharada pasta de tomate

- 1 cucharada Salsa Hoisin

- 1 cucharadita pimentón dulce ahumado

- 1/4 taza perejil fresco picado

Preparación:

Precalentar el horno a 400 grados. Pinchar cada batata con un tenedor y poner en una fuente de hornear. Asar por 45-60 minutos, o hasta que estén bien blandas. Dejar reposar. Una vez frías, remover la pulpa y hacerla puré. Reducir el horno a 350 grados.

En una olla mediana, combinar las lentejas, hoja de laurel y sal con 5 tazas de agua. Hervir y bajar el fuego. Cocinar a fuego lento sin tapar por 15-20 minutos, o hasta que las lentejas estén blandas, revolviendo constantemente. Desechar la hoja de laurel y colar la mezcla.

Mientras las lentejas se cocinan, cocinar la carne molida en una sartén a fuego medio. Una vez lista, añadir los champiñones y cocinar hasta que ablanden y doren. Agregar la cebolla, zanahoria, apio y ajo y cocinar, revolviendo ocasionalmente, hasta que las cebollas estén blandas y traslúcidas. Bajar el fuego a medio y agregar la mezcla de lentejas, caldo vegetal, pasta de tomate, salsa Hoisin, pimentón dulce y perejil. Hervir por 5 minutos.

Esparcir la mezcla de lenteja en una fuente de hornear de 9x13 pulgadas rociada con spray antiadherente. Verter el puré de batata encima y distribuir bien. Hornear por 30 minutos, o hasta que el relleno esté haciendo burbujas en los lados. Dejar reposar por 5 minutos y servir.

Información Nutricional:

Calorías Totales: 406

Vitaminas: Vitamina A 819 µg, Vitamina B6 0.8mg, Vitamina B12 2.3 µg µg

Minerales: Hierro 7mg, Fósforo 474mg, Selenio 22 µg, Zinc 7mg, Folato 267 µg, Niacina 7mg

Azúcares: 8g

20.   Pollo Rostizado En Cocción Lenta con Vegetales

Una explosión del pasado, este pollo en olla de cocción lenta le recordará a una comida casera de domingo. Preparar esta comida en una olla de cocción lenta es genial para un estilo de vida ocupado, y asegura la apropiada cantidad de vitaminas y minerales.

Ingredientes:

- 1 pollo entero
- 1 cucharada aceite de oliva
- 1 cucharada salvia fresca, molida
- 1 cucharada romero fresco, molido
- 2 diente de ajo molido
- 1 cucharada tomillo fresco, molido
- 1 batata, pelada y en cubos
- 1 zanahoria, pelada y en cubos
- 1 nabo, pelado y en cubos
- 4 papas rojas, en cuartos
- 1 cebolla morada pequeña, pelada y en cubos
- 2 tazas caldo de hueso de pollo

Preparación:

Poner el pollo en la olla de cocción lenta. Frotar con aceite de oliva, salvia, romero, tomillo y ajo. Acomodar los vegetales alrededor y verter caldo encima. Cocinar a fuego lento por 8 horas o fuego alto por 4 horas, hasta que los vegetales estén blandos y no quede rosa en el pollo. Servir.

Información Nutricional:

Calorías Totales: 333

Vitaminas: Vitamina A 371 µg, Vitamina B6 1.3mg, Vitamina B12 0.2 µg, Vitamina C 28mg

Minerales: Fósforo 359mg, Selenio 30 µg, Zinc 2mg, Niacina 11mg

Azúcares: 6g

21. Salmón al Limón con Orzo de Tomate

Un favorito fresco de verano, el limón provee un golpe de vitamina C y corta la textura grasosa del salmón, el cual está repleto de vitamina B y Omega-3. Estos ayudan a darle al cabello un brillo saludable.

Ingredientes:

- 2 cucharadas de jugo de limón
- 1 cucharada Mostaza de Dijon
- 2 dientes de ajo, molidos y divididos
- 1/2 cucharadita eneldo seco
- 1/2 cucharadita orégano seco
- 1/4 cucharadita tomillo seco
- 1/4 cucharadita romero seco
- 2 (6 onzas) filetes de salmón
- 1 cucharada aceite de oliva
- 1/2 taza cebolla amarilla, en cubos
- 2 tazas de agua
- 1 (14 onzas) lata de tomates en cubos
- 1 taza orzo, seco

- 2 cucharadas hojas de perejil fresco picado

Preparación:

Precalentar el horno a 375 grados.

Combinar el jugo de limón, Dijon, la mitad del ajo, eneldo, orégano, tomillo y romero. Cubrir el salmón con la mezcla. Poner en una fuente de hornear rociada con spray antiadherente y hornear por 10 a 15 minutos, hasta que el pescado esté firme y escamoso.

Mientras tanto, calentar aceite de oliva en una sartén mediana a fuego medio/alto. Cocinar la cebolla y ajo hasta que larguen aroma. Agregar agua y hervir. Añadir los tomates y orzo. Cocinar a fuego lento, revolviendo frecuentemente, hasta que el orzo esté blando y el agua se haya evaporado, unos 10 minutos. Verter la mezcla en un plato. Cubrir con el salmón y perejil fresco. Servir.

Información Nutricional:

Calorías Totales: 622

Vitaminas: Vitamina A 286 µg, Vitamina B6 2.4mg, Vitamina B12 19.1 µg, Vitamina C 23mg, Vitamina D 44 µg, Vitamina E 5mg

Minerales: Magnesio 139mg, Fósforo 1108mg, Selenio 127 µg, Tiamina 0.8mg, Riboflavina 0.5mg, Niacina 34mg

Azúcares: 4g

22. Mejillones al Vapor con Linguini, Espinaca y Tomate

¡Cambie la noche de pasta con mejillones al vapor! La espinaca y el tomate aseguran que este plato de pasta contenga vitamina C, mientras los mejillones proveen Selenio, el cual ayuda a mantener el crecimiento capilar y evitan la caída.

Ingredientes:

- 1 cucharada aceite de oliva

- 2 diente de ajo molido

- 2 cucharadas de vinagre de vino de arroz

- 1/4 taza agua

- 1 libra mejillones, limpiados

- 1 (14 onzas) lata de tomates en cubos

- 2 cucharada albahaca fresca, molida

- 2 tazas espinaca

- 1/2 libra linguini de trigo integral pasta, cocido

- 1/4 taza parmesano rallado

Preparación:

En una sartén mediana, calentar aceite a fuego medio/alto. Añadir ajo y cocinar hasta que largue aroma. Agregar el vinagre, agua y mejillones. Revolver y tapar hasta que todas las conchas se hayan abierto, unos 3 a 4 minutos. Remover y desechar los mejillones cerrados.

Agregar los tomates en cubos. Hervir y añadir albahaca y espinaca. Cocinar hasta que la espinaca se haya marchitado y agregar la pasta. Continuar cocinando. Verter sobre platos y rociar con parmesano rallado.

Información Nutricional:

Calorías Totales: 506

Vitaminas: Vitamina A 241 µg, Vitamina B6 0.6mg, Vitamina B12 17 µg, Vitamina C 39mg, Vitamina K 164 µg

Minerales: Magnesio 149mg, Fósforo 467mg, Selenio 97mg, Zinc 4mg, Tiamina 1.6mg, Riboflavina 0.4mg

Azúcares: 8g

23.   Pollo con Costra de Macadamia con Brocolini Asado

Una gran alternativa al pollo frito diario. Las nueces de macadamia proveen textura, sabor y proteínas. Las proteínas le dan a su cabello fuerza, cuerpo y movimiento, asegurando una mirada atractiva.

Ingredientes:

- 1 taza nueces de macadamia, picadas fina
- 2 cucharadas queso parmesano rallado
- 2 cucharada aceite de oliva, dividido
- 2 diente de ajo molido
- 2 pechugas de pollo pequeñas sin piel ni hueso
- 3 tazas floretes de brocolini
- 1 cucharada albahaca fresca, en trozos

Preparación:

Calentar el horno a 400 grados.

Combinar las nueces de macadamia, parmesano, la mitad del aceite de oliva y ajo. Poner las pechugas de pollo sobre una fuente de hornear rociada con spray antiadherente, dejando lugar para el brocolini, y esparcir la cobertura de nueces sobre el pollo. Hornear por 10 minutos.

Remover la fuente y esparcir el brocolini en los espacios reservados. Rociar el aceite de oliva restante sobre el brocolini. Hornear por otros 10 minutos, hasta que no quede rosa en el pollo y el brocolini esté crujiente. Servir, rociando con albahaca fresca.

Información Nutricional:

Calorías Totales: 646

Vitaminas: Vitamina B6 0.9mg, Vitamina C 79mg, Vitamina K 90 µg

Minerales: Fósforo 379mg, Selenio 33 µg, Tiamina 0.6mg, Niacina 13mg

Azúcares: 4g

24.   Ensalada de Espinaca con Zanahorias Especiadas y Girasol

¡Dele un toque picante a la ensalada con zanahorias especiadas! Agregando un golpe de sabor, las zanahorias proveen crujiente y completan un plato repleto de nutrientes extras para prevenir la caída de cabello.

Ingredientes:

- 2 zanahorias, ralladas en tiras largas
- 1 cucharada jengibre fresco, rallado
- 1/4 cucharadita polvo de chile
- 1 diente de ajo molido
- 1/4 cucharadita ajo en polvo
- 1 cucharada jugo de lima
- 1 cucharadita ralladura de lima
- 1 cucharada aceite de oliva
- 3 cucharadita miel, dividida
- 2 cucharadas de vinagre de sidra de manzana
- 1 cucharada jugo de manzana
- 4 tazas espinaca
- 1/4 taza semillas de girasol

Preparación:

Mezclar las zanahorias, jengibre, polvo de chile, ajo, lima y aceite. Mezclar bien para cubrir y dejar reposar.

Combinar la miel, vinagre y jugo en una procesadora. Batir bien para formar un aderezo. Verter sobre la espinaca y mezclar para cubrir. Poner la espinaca en tazones, cubrir con semillas de girasol y zanahorias. Servir.

Información Nutricional:

Calorías Totales: 265

Vitaminas: Vitamina A 791 µg, Vitamina E 6mg, Vitamina K 298 µg

Minerales: Folato 166 µg

Azúcares: 12g

25.   Sándwich de Centeno con Rúcula y Huevo Escalfado

Cremoso, crujiente, y repleto de vitaminas y minerales. El pan de centeno es altamente nutritivo, dándole al cabello un impulso de magnesio, el cual previene la caída innecesaria de cabello.

Ingredientes:

- 1/4 taza queso feta

- 2 cucharadas queso parmesano rallado

- 1/4 cucharadita tomillo seco

- 1 cucharada jugo de limón, dividido

- 3 tazas de agua

- 2 cucharadas de vinagre de sidra de manzana

- 2 huevos

- 1 taza rúcula

- 1/4 cucharadita pimienta cayena

Preparación:

Despedazar el queso feta y mezclarlo con el parmesano, tomillo y la mitad del jugo de limón.

Mezclar la rúcula y brotes de frijoles con aceite y el jugo de limón restante.

Hervir el agua y vinagre en una cacerola mediana. Reducir al mínimo y revolver para crear movimiento, mientras rompe los huevos uno por vez. Remover del fuego y dejar reposar por 5 a 8 minutos.

En cada rebanada del pan de centeno, cubrir con rúcula y brotes de frijoles, seguidos de la mezcla de feta. Remover el huevo del agua y ponerlo encima del queso. Rociar con pimienta cayena y servir.

Información Nutricional:

Calorías Totales: 212

Vitaminas: Vitamina B12 0.9mg

Minerales: Fósforo 232mg, Selenio 28 µg, Riboflavina 0.5mg

Azúcares: 2g

26.   Chuletas de Cordero al Ajo con Limón, Col Rizada y Batata

El cordero no es solo para ocasiones especiales. Es una gran fuente de zinc, hierro y vitamina B12, y debería ser comido más frecuentemente. Con la batata, esta entrada promueve el crecimiento de cabello.

Ingredientes:

- 2 batatas, pelada y en cubos

- 2 cucharadas de aceite de oliva, dividido

- 1 cucharada romero fresco, en trozos

- 10 onzas costillas de cordero, cortadas en "paletas"

- 4 diente de ajo molidos y divididos

- 1 cucharada orégano fresco

- 3 tazas col rizada, en trozos

- 1 cucharada agua

- 1 cucharada jugo de limón

- 1 limón, en gajos

Preparación:

Precalentar el horno a 425 grados.

En una fuente de hornear rociada con spray antiadherente, acomodar la batata en cubos. Rociar con la mitad del aceite de oliva y sacudir. Hornear por 30 a 40 minutos, rotando cada 10 minutos, hasta que ablanden.

Mientras tanto, cubrir el cordero en la mitad del ajo y orégano. Calentar la mitad de aceite restante en una sartén. Sellar el cordero, unos 2 minutos de cada lado. Debería ser servido levemente rosa en el medio. Remover del fuego y dejar reposar.

En la misma sartén, calentar el aceite restante. Añadir el ajo, col rizada, agua y jugo de limón. Cocinar hasta que la col rizada esté marchita, revolviendo frecuentemente.

Servir las batatas junto con la col rizada y cordero. Exprimir extra jugo de limón sobre todos los ingredientes. Servir.

Información Nutricional:

Calorías Totales: 639

Vitaminas: Vitamina A 1257 µg, Vitamina B6 0.6mg, Vitamina B12 2.0 µg, Vitamina C 84mg, Vitamina K 478 µg

Minerales: Fósforo 281mg, Selenio 24mg, Zinc 5mg, Niacina 6mg

Azúcares: 5g

27. Pollo Asado Con Arándanos y Espárragos Grillados

Combine una parrillada tradicional con un poco de arándanos. También conocidos como súper-comida, los arándanos están repletos de antioxidantes que aseguran folículos capilares saludables y protegen los vasos sanguíneos para promover un saludable crecimiento capilar.

Ingredientes:

- 3 tazas arándanos frescos o congelados

- 1/4 taza pasta de tomate

- 1/2 taza vinagre de sidra

- 1/2 taza salsa de manzana

- 1/4 taza melaza

- 1 cucharadita polvo de chile

- 1 cucharadita pimienta negra molida

- 2 (8 onzas) pechuga de pollo sin piel ni hueso

- 1 cucharada aceite de oliva

- 1 libra espárragos

Preparación:

Combinar todos los ingredientes, salvo el pollo, aceite y espárragos, en una cacerola mediana. Hervir, revolviendo frecuentemente. Reducir y cocinar a fuego lento por 20 minutos. Si la salsa se vuelve muy espesa, agregar agua. Remover las pieles de arándano.

Precalentar un grill a fuego medio/bajo. Cepillar el pollo con la salsa. Poner en el grill y cocinar por 5 minutos. Cepillar con más salsa, rotar, y cocinar por 5 minutos más. Continuar el proceso hasta que el pollo esté cocido. Cubrir con salsa adicional para servir.

Mezclar los espárragos con aceite. Poner en el grill y cocinar por 2 minutos. Servir con el pollo.

Información Nutricional:

Calorías Totales: 463

Vitaminas: Vitamina B6 1.3mg, Vitamina B12 0.6 µg, Vitamina C 23mg, Vitamina K 83 µg

Minerales: Fósforo 471mg, Selenio 51 µg, Riboflavina 0.5mg, Niacina 25mg

Azúcares: 36g

28.   Ensalada de Pimiento Rojo Asado y Queso de Cabra

Los pimientos rojos contienen grandes cantidades de vitamina C, pero no son un favorito al servirlos crudos. Pruebe asarlos y juntarlos con un poco de panceta salada y queso cremoso.

Ingredientes:

- 1 pimiento rojo grande

- 1 cucharada aceite de oliva

- 3 cucharadas de vinagre balsámico

- 1 cucharada miel

- 3 tazas rúcula

- 4 tiras panceta de pavo, cocido y en trozos

- 1/4 taza queso de cabra, desmenuzado

- 1/4 taza nueces pecanas, molidas

- 8 onzas pechuga de pollo sin piel ni hueso, cocido y en trozos

Preparación:

Precalentar una parrilla a fuego alto, unos 500 grados.

Cortar el pimiento rojo por la mitad, removiendo las semillas y partes blancas. Cepillar el exterior con aceite de oliva y poner en una fuente de hornear hacia arriba. Asas por 5 minutos, o hasta que el exterior esté marchito y negro. Poner en un tazón y cubrir con papel plástico para enfriar. Una vez frío, remover la piel y cortar en tiras.

Mientras tanto, combinar el vinagre y miel en una cacerola. Hervir, revolviendo frecuentemente, y cocinar por 2 minutos hasta que la salsa empiece a espesar.

Dividir la rúcula en 2 platos. Cubrir con los pimientos rojos e ingredientes restantes. Rociar con el aderezo de vinagre y miel y servir.

Información Nutricional:

Calorías Totales: 408

Vitaminas: Vitamina A 227 µg, Vitamina B6 0.9mg, Vitamina B12 0.4 µg, Vitamina C 108mg

Minerales: Fósforo 439mg, Selenio 30 µg, Niacina 13mg

Azúcares: 5g

29.   Atún Sellado con Salsa de Palta y Maíz

Salga del molde con el Atún de aleta amarilla. Una gran fuente de vitaminas B y Omega-3, el atún va bien con esta simple salsa de maíz, que hace esta entrada una fuente completa de vitaminas y minerales.

Ingredientes:

- 2 (6 onzas) Filetes de atún Ahi
- 1 cucharada aceite de oliva
- 1 cucharadita comino molido
- 1 taza maíz, cocido
- 1 jalapeño, sin semillas y en cubos
- 1/4 taza cebolla morada, en cubos
- 2 cucharadas cilantro fresco, en cubos
- 2 cucharadas jugo de lima
- 2 tomate romano, en cubos
- 1 palta, sin carozo, pelada y en cubos
- 1/4 cucharadita Sal Kosher

Preparación:

Cepillar el atún con aceite de oliva y rociar con comino. Sellar en una sartén a fuego alto, hasta que la parte exterior esté levemente marrón y el interior rosa, pero firme.

Combinar los ingredientes restantes y mezclar bien. Dejar reposar antes de servir encima del atún.

Información Nutricional:

Calorías Totales: 422

Vitaminas: Vitamina B6 2.0mg, Vitamina B12 3.5 µg, Vitamina C 62mg, Vitamina K 28 µg

Minerales: Fósforo 579mg, Selenio 155 µg, Niacina 34mg

Azúcares: 7g

30.   Ensalada de Pollo Asado

¿Ama el gyro? Entonces amará esta ensalada. Para el almuerzo o cena, este deleite mediterráneo es seguro de complacerlo. No solo es llenador, sino que los verdes de hoja proveen una dosis diaria de vitamina K para promover el crecimiento capilar.

Ingredientes:

- 2 (6 onzas) pechuga de pollo sin piel ni hueso

- 2 cucharada aceite de oliva, dividido

- 4 dientes de ajo molidos, divididos

- 1 cucharada orégano fresco, en trozos

- 2 pita de trigo integral, cortado en triángulos

- 1 cucharadita pimentón dulce ahumado

- 1/4 taza pepino, rallado

- 1 taza yogurt griego natural

- 1 cucharadita eneldo seco

- 1 cucharada agua

- 1/4 taza lechuga romana, en trozos

- 1/4 taza rúcula

- 1/4 taza espinaca

- 1 tomate, rebanado

- 1 cebolla morada pequeña, rebanada

- 1/4 taza queso feta

Preparación:

Precalentar el horno a 450 grados.

Combinar el pollo, mitad del aceite, mitad del ajo, pimentón dulce y orégano. Revolver para cubrir bien. Poner en una fuente de hornear hasta que esté bien crujiente y cocido. Remover del fuego y cortar en tiras.

Cepillar los triángulos de pan pita con el aceite restante. Hornear hasta que estén crujientes, unos 5 a 10 minutos.

Mientras tanto, combinar el aceite y ajo restante con pepino, yogurt y eneldo. Agregar suficiente agua para lograr la consistencia de un aderezo.

Combinar la lechuga romana, rúcula y espinaca. Rociar unas cucharadas de aderezo y combinar. Dividir en platos y cubrir con el pollo y los ingredientes restantes. Servir con una rebanada de pan pita y aderezo adicional si es necesario.

Información Nutricional:

Calorías Totales: 463

Vitaminas: Vitamina B6 1.1mg, Vitamina K 127 µg

Minerales: Fósforo 465mg, Selenio 57 µg, Niacina 19mg

Azúcares: 4g

31.   Pollo al Parmesano Crujiente con Espinaca

Una alternativa saludable al pollo al parmesano tradicional, esta receta reduce las grasas y añade nutrición. En este plato, una abundancia de fósforo previene que el cabello se caiga, para mantener un cuero cabelludo saludable.

Ingredientes:

- 2 cucharada aceite de oliva, dividido
- 2 cucharadas pan rallado de trigo integral
- 1/4 taza queso parmesano rallado
- 4 diente de ajo molido y dividido
- 2 pechuga de pollo sin piel ni hueso
- 1/4 taza cebolla, en trozos
- 2 tazas espinaca
- 1/2 taza tomates en cubos

Preparación:

Precalentar el horno a 400 grados.

Combinar la mitad del aceite de oliva, pan de trigo, parmesano y la mitad del ajo. Poner el pollo en una fuente de hornear rociada con spray antiadherente. Presionar la mezcla de parmesano en la pechuga de pollo, cubriendo bien. Hornear por 20 a 25 minutos, hasta que el exterior esté marrón y crujiente y el pollo esté cocido.

Mientras tanto, en una sartén calentar el aceite de oliva restante. Cocinar la cebolla y el ajo restante hasta que las cebollas ablanden. Añadir la espinaca y cocinar hasta que marchite. Agregar el tomate. Verter en platos y cubrir con el pollo. Servir.

Información Nutricional:

Calorías Totales: 417

Vitaminas: Vitamina B6 1.1mg, Vitamina B12 0.8 µg, Vitamina K 82µg

Minerales: Fósforo 483mg, Selenio 49 µg, Niacina 24mg

Azúcares: 8g

32. Tortas de Frijoles Negros Sureñas con Rúcula y Palta

Una gran receta de Texas y México, las tortas de frijoles negros son para complacer a cualquiera. Los frijoles negros son una gran fuente de proteína, y la rúcula y palta completan este plato con una selección de vitaminas esenciales.

Ingredientes:

- 1 cucharada aceite de oliva
- 1 cebolla morada, molida
- 1 pimiento jalapeño, molido
- 1/2 taza maíz
- 2 tazas frijoles negros, cocido s
- 1 tomate romano, en cubos
- 1 cucharadita comino molido
- 1 cucharadita pimienta cayena
- 1/4 taza pan rallado de trigo integral
- 1 palta, sin carozo, pelada y en cubos
- 1 taza rúcula
- 4 cucharadas yogurt griego natural
- 1 cucharada vinagre balsámico

- 1 cucharada jugo de lima

- 1 cucharada cilantro fresco, en trozos

Preparación:

Calentar la mitad del aceite de oliva en una sartén grande a fuego medio. Agregar la mitad de las cebollas y mitad de jalapeños a la sartén. Cocinar hasta que ablanden. Añadir el maíz, frijoles negros, comino, pimienta cayena y la mitad del tomate. Cocinar hasta que ablanden. Remover del fuego y verter en un tazón grande. Aplastar hasta que quede suave. Añadir ¾ del pan rallado. Poner el pan rallado restante en un tazón pequeño. Formar la mezcla de frijoles en hamburguesas de 2 pulgadas, presionando cada lado en el pan rallado.

Calentar aceite de oliva a fuego medio. Agregar las tortas de frijoles negros. Cocinar por 2-3 minutos por lado, hasta que doren.

En un tazón mediano, combinar la palta, tomate, cebolla y jalapeño. Añadir el jugo de lima.

En un tazón mediano, mezclar la rúcula con vinagre balsámico. Servir las tortas de frijoles sobre una capa de rúcula. Cubrir con la salsa de palta y una cucharada de yogurt griego y cilantro.

Información Nutricional:

Calorías Totales: 434

Vitaminas: Vitamina K 33 μg

Minerales: Fósforo 245mg Zinc 3mg, Tiamina 0.4mg

Azúcares:

33.   Pinchos de Pollo Grillado con Damascos

Un plato de verano para todo el año, estos pinchos pueden ser grillados u horneados. Al grillarlos, estos pinchos tienen un sabor dulce ahumado maravilloso, y exceso de vitamina A.

Ingredientes:

- 2 pechuga de pollo sin piel ni hueso, en cubos
- 1 cebolla morada, en cubos de 1 pulgada
- 1 pimienta roja, en cubos de 1 pulgada
- 1 pimiento amarillo, en cubos de 1 pulgada
- 4 damascos, en cuartos, sin carozo
- 1 cucharada aceite de oliva
- 1 cucharada miel
- 1/4 pimienta cayena
- 2 tazas arroz negro, cocido y caliente

Preparación:

Precalentar un grill a fuego medio/bajo.

Poner una pieza de pollo en el pincho, seguido por cebolla, pimiento rojo, pimiento amarillo y damasco. Repetir en cada pincho hasta que no quede lugar.

Cepillar los pinchos con aceite de oliva. Poner en el grill y cocinar por 10 minutos, rotando frecuentemente hasta que el pollo esté cocido y los vegetales blandos.

En un tazón pequeño, mezclar la miel y pimienta cayena. Cepillar en los pinchos mientras estan calientes. Servir sobre arroz negro.

Información Nutricional:

Calorías Totales: 645

Vitaminas: Vitamina A 215 µg, Vitamina B6 1.7mg, Vitamina C 285mg

Minerales: Magnesio 163mg, Fósforo 607mg, Selenio 65µg, Zinc 3mg, Niacina 28mg

Azúcares: 12g

34. Fettuccini de Acelga con Nueces y Limón

Las nueces y el limón se juntan con la acelga para hacer este plato de pasta cremoso repleto de proteínas, vitamina C y magnesio. No solo previene la caída excesiva de cabello, sino que asegura un crecimiento saludable

Ingredientes:

- 1/2 libra Fettuccini de trigo integral, cocido
- 2 cucharadas de aceite de oliva
- 1 diente de ajo molido
- 3 tazas Acelga, en trozos
- 1/4 cucharadita romero fresco, molido
- 1/4 cucharadita pimienta roja molida
- 4 cucharadas nueces, en trozos
- 1/2 taza caldo de hueso de pollo (o caldo vegetal)
- 1 cucharada jugo de limón
- 1/2 taza queso parmesano rallado

Preparación:

A fuego medio, poner el aceite y ajo en una sartén grande,

y cocinar hasta que dore.

Agregar el romero, acelga y pimienta roja. Cocinar hasta que la acelga comience a marchitar. Añadir caldo de hueso y hervir. Reducir el fuego y cocinar por 5 minutos. Agregar las nueces y cocinar 30 segundos más.

Agregar jugo de limón y pasta a la mezcla de caldo. Revolver bien hasta que el líquido se haya absorbido por la pasta. Añadir el queso y revolver hasta que empiece a derretir. La pasta debería estar cremosa. Servir.

Información Nutricional:

Calorías Totales: 627

Vitaminas: Vitamina A 250 µg, Vitamina E 3mg, Vitamina K 248 µg

Minerales: Magnesio 189g, Fósforo 464mg, Selenio 86 µg

Azúcares: 4g

35.   Ensalada Cobb Sureña de Salmón

En vez de una ensalada Cobb tradicional, pruebe este giro sureño. Una mezcla de verdes crujientes combinados con salmón y sabores picantes, para hacer esta ensalada llenadora y repleta de nutrientes extra.

Ingredientes:

- 2 (4 onzas) filetes de salmón

- 1 (8 onzas) lata de pimientos chipotle, molidos

- 3 cucharada aceite de oliva, dividido

- 1 cucharada vinagre de sidra de manzana

- 1/4 taza espinaca

- 1/4 taza rúcula

- 2 tazas lechuga romana, en trozos

- 1/4 taza maíz

- 1 tomate pequeño en cubos

- 1 cebolla morada pequeña, en cubos

- 1 palta, sin carozo, pelada y en cubos

- 1/2 taza queso cheddar rallado

Preparación:

Cepillar el salmón con pimienta de chipotle. Calentar 1 cucharada de aceite de oliva en una sartén a fuego medio. Sellar el salmón hasta que esté firme y escamoso.

Mezclar el aceite y vinagre. En un tazón grande, mezclar la espinaca, rúcula y lechuga romana. Agregar la mezcla de aceite y mezclar. Dividir en tazones. Cubrir con los ingredientes restantes, terminando con el salmón. Servir.

Información Nutricional:

Calorías Totales: 533

Vitaminas: Vitamina A 346 µg, Vitamina B6 1.6mg, Vitamina B12 9.7 µg, Vitamina C 137mg, Vitamina D 22 µg, Vitamina K 76 µg

Minerales: Fósforo 722mg, Selenio 64 µg, Niacina 19mg

Azúcares: 9g

36. Salmón Asado y Brotes de Bruselas

Una opción nocturna rápida, este salmón y brotes de Bruselas es un cambio genial en las cenas diarias. Generalmente no favoritos, los brotes asados son mejores que el maíz inflado, no solo en sabor sino en numerosas vitaminas y minerales.

Ingredientes:

- 2 (8 onzas) filetes de salmón
- 2 cucharadas de aceite de oliva
- 1/2 cucharadita sal
- 1/4 cucharadita pimienta
- 2 diente de ajo molido
- 1 libra brotes de Bruselas, sin rama y cortados por la mitad

Preparación:

Precalentar el horno a 400 grados.

Cepillar el salmón con la mitad del aceite de oliva. Sazonar con sal y pimienta. Poner en una fuente de hornear rociada con spray antiadherente, dejando lugar para los brotes.

Mezclar los brotes de Bruselas con el aceite y ajo. Esparcir en el espacio reservado de la fuente. Hornear por 10 a 15 minutos hasta que el pescado esté cocido y los brotes crujientes.

Información Nutricional:

Calorías Totales: 596

Vitaminas: Vitamina A 267 µg, Vitamina B6 2.1mg, Vitamina B12 10.9 µg, Vitamina C 299mg, Vitamina D 25 µg, Vitamina E 7mg, Vitamina K 631 µg

Minerales: Magnesio 150mg, Fósforo 854mg, Selenio 76µg, Tiamina 0.9mg, Riboflavina 0.6mg, Niacina 21mg

Azúcares: 8g

JUGOS

1.   Jugo de Espinaca y Zanahoria

Ingredientes:

1 taza de espinaca fresca, trozada

1 zanahoria grande, en trozos

1 taza de batatas, en cubos

1 banana grande, en rodajas

1 lima entera, sin piel

1 nudo de jengibre pequeño, sin piel

Preparación:

Lavar la espinaca bajo agua fría. Colar y romper con las manos. Dejar a un lado.

Lavar y pelar la zanahoria. Cortar en rodajas finas y dejar a un lado.

Pelar la batata y cortarla en cubos pequeños. Rellenar un vaso medidor y reservar el resto. Dejar a un lado.

Pelar la banana y trozarla. Dejar a un lado.

Pelar la lima y cortarla por la mitad. Dejar a un lado.

Pelar el nudo de jengibre y dejar a un lado.

Combinar la espinaca, zanahorias, batatas, banana, lima y jengibre en una licuadora, y pulsar. Transferir a un vaso y refrigerar 15 minutos antes de servir.

Información nutricional por porción: Kcal: 270, Proteínas: 10.5g, Carbohidratos: 77.1g, Grasas: 1.6g

2.   Jugo de Naranja y Apio

Ingredientes:

1 naranja pequeña, en gajos

2 tallo de apio mediano

1 manzana pequeña, sin centro

1 frutilla grande, en trozos

Preparación:

Pelar la naranja y dividirla en gajos. Dejar a un lado.

Lavar el apio y cortarlo en trozos pequeños. Dejar a un lado.

Lavar la manzana y cortarla por la mitad. Remover el centro y trozar. Dejar a un lado.

Lavar la frutilla y cortarla por la mitad. Dejar a un lado.

Combinar la naranja, apio, manzana y frutilla en una licuadora, y pulsar. Transferir a un vaso y añadir hielo picado.

Servir inmediatamente.

Información nutricional por porción: Kcal: 116, Proteínas: 2.2g, Carbohidratos: 34.6g, Grasas: 0.6g

3.   Jugo de Coliflor y Zanahoria

Ingredientes:

2 floretes de coliflor, en trozos

2 zanahorias pequeñas, en trozos

1 taza de moras

1 taza de pepino, en rodajas

1 taza de col rizada fresca, en trozos

Preparación:

Lavar la coliflor y trozar. Dejar a un lado.

Lavar y pelar las zanahorias. Cortar en rodajas finas y dejar a un lado.

Poner las moras en un colador y lavar. Colar y dejar a un lado.

Lavar el pepino y cortarlo en rodajas finas. Rellenar un vaso medidor y reservar el resto.

Lavar la col rizada y colar. Romper con las manos y dejar a un lado.

Combinar la coliflor, zanahoria, moras, pepino y col en una licuadora, y pulsar.

Transferir a un vaso y servir frío.

Información nutricional por porción: Kcal: 94, Proteínas: 6.4g, Carbohidratos: 32.5g, Grasas: 1.7g

4. Jugo de Naranja y Limón

Ingredientes:

1 naranja grande, en gajos

2 limones enteros, sin piel

1 lima entera, sin piel

1 rodaja pequeña de jengibre sin piel

1 onza de agua

Preparación:

Pelar la naranja y dividirla en gajos. Cortar cada gajo por la mitad y dejar a un lado.

Pelar los limones y lima. Cortarlos por la mitad y dejar a un lado.

Pelar la rodaja de jengibre y dejar a un lado.

Combinar la naranja, limones, lima y jengibre en una licuadora, y pulsar. Añadir hielo y agua a la licuadora, y pulsar nuevamente.

Transferir a un vaso y decorar con rodajas de limón o lima antes de servir.

Información nutricional por porción: Kcal: 102, Proteínas: 3.3g, Carbohidratos: 36.5g, Grasas: 0.6g

5.   Jugo de Palta y Brócoli

Ingredientes:

1 taza de palta, en cubos

1 taza de brócoli, en trozos

1 calabacín pequeño, en cubos

1 taza de semillas de granada

Preparación:

Pelar la palta y cortarla por la mitad. Remover el carozo y cortar en cubos pequeños. Rellenar un vaso medidor y reservar el resto. Dejar a un lado.

Lavar el brócoli y trozarlo. Dejar a un lado.

Lavar y pelar el calabacín. Cortar en cubos pequeños y dejar a un lado.

Cortar la parte superior de la granada y bajar hacia las membranas blancas. Remover las semillas a un vaso medidor y dejar a un lado.

Combinar la palta, brócoli, calabacín y semillas de granada en una licuadora, y pulsar.

Transferir a un vaso y añadir hielo antes de servir. Decorar con menta fresca.

Información nutricional por porción: Kcal: 294, Proteínas: 8.5g, Carbohidratos: 38.7g, Grasas: 23.7g

6.   Jugo de Mango y Menta

Ingredientes:

1 taza de mango, en cubos

1 taza de menta fresca, en trozos

1 banana grande, en rodajas

1 pomelo grande, en gajos

1 onza de agua de coco

Preparación:

Pelar el mango y cortarlo en cubos pequeños. Rellenar un vaso medidor y reservar el resto.

Lavar la menta y romper con las manos. Dejar a un lado.

Pelar la banana y cortarla en rodajas finas. Dejar a un lado.

Pelar el pomelo y dividirlo en gajos. Cortar cada gajo por la mitad y dejar a un lado.

Combinar el mango, menta, banana y pomelo en una licuadora, y pulsar. Transferir a un vaso y añadir el agua de coco. Agregar hielo y servir inmediatamente

Información nutricional por porción: Kcal: 293, Proteínas: 5.6g, Carbohidratos: 85.7g, Grasas: 1.6g

7. Jugo de Cilantro y Espinaca

Ingredientes:

1 taza de cilantro fresco, en trozos

1 taza de espinaca fresca, trozada

1 taza de Lechuga romana, rallada

1 pepino entero, en rodajas

¼ cucharadita de sal

Preparación:

Combinar el cilantro, espinaca y lechuga en un colador grande. Lavar bajo agua fría y colar. Trozar y dejar a un lado.

Lavar el pepino y cortar en rodajas finas. Dejar a un lado.

Combinar el cilantro, espinaca, lechuga y pepino en una licuadora, y pulsar.

Transferir a un vaso y añadir la sal.

Servir inmediatamente.

Información nutricional por porción: Kcal: 85, Proteínas: 10.3g, Carbohidratos: 23.9g, Grasas: 1.8g

8.   Jugo de Zanahoria y Lima

Ingredientes:

2 zanahorias medianas, en rodajas

1 lima entera, sin piel

1 taza de pepino, en rodajas

1 naranja mediana, en gajos

1 cucharada de miel

Preparación:

Lavar y pelar las zanahorias. Cortar en rodajas finas y dejar a un lado.

Pelar la lima y cortarla por la mitad. Dejar a un lado.

Lavar el pepino y cortar en rodajas finas. Rellenar un vaso medidor y reservar el resto.

Pelar la naranja y dividir en gajos. Cortar los gajos por la mitad y dejar a un lado.

Combinar las zanahorias, lima, pepino y naranja en una licuadora, y pulsar. Transferir a un vaso y añadir la miel.

Agregar hielo antes de servir.

Información nutricional por porción: Kcal: 163, Proteínas: 2.9g, Carbohidratos: 32.6g, Grasas: 0.6g

9. Jugo de Remolacha y Pomelo

Ingredientes:

1 taza de remolachas, recortadas y en rodajas

1 pomelo grande, sin piel

1 taza de palta, en cubos

½ taza de uvas verdes

Preparación:

Lavar las remolachas y recortar las partes verdes. Cortar en rodajas finas y rellenar un vaso medidor. Reservar el resto en la nevera.

Pelar el pomelo y dividir en gajos. Cortar cada gajo por la mitad y dejar a un lado.

Pelar la palta y cortarla por la mitad. Remover el carozo y cortar en cubos. Rellenar un vaso medidor y reservar el resto.

Lavar las uvas y rellenar un vaso medidor. Dejar a un lado.

Combinar las remolachas, pomelo, palta y uvas en una licuadora. Añadir cubos de hielo y pulsar.

Transferir a un vaso y servir inmediatamente.

Información nutricional por porción: Kcal: 350, Proteínas: 7.3g, Carbohidratos: 56.1g, Grasas: 22.6g

10.   Jugo de Tomate y Perejil

Ingredientes:

5 tomates cherry, por la mitad

1 taza de perejil fresco, picado

1 taza de pepino, en rodajas

1 pimiento rojo grande, en trozos

1 limón grande, sin piel

1 cucharadita de romero fresco, picado

Preparación:

Lavar los tomates cherry y ponerlos en un tazón. Cortarlos por la mitad y reservar el jugo.

Lavar el perejil bajo agua fría y colar. Trozar y dejar a un lado.

Lavar el pepino y cortarlo en rodajas finas. Rellenar un vaso medidor y reservar el resto.

Lavar el pimiento y cortarlo por la mitad. Remover las semillas y trozar. Dejar a un lado.

Pelar el limón y cortarlo por la mitad. Dejar a un lado.

Combinar los tomates cherry, perejil, pepino, pimiento, limón y romero en una licuadora, y pulsar. Transferir a un vaso y refrigerar 10 minutos antes de servir.

Información nutricional por porción: Kcal: 79, Proteínas: 5.1g, Carbohidratos: 24.9g, Grasas: 1.3g

11. Jugo de Mango y Banana

Ingredientes:

1 taza de mango, en trozos

1 banana mediana, en rodajas

1 manzana pequeña, sin centro

1 taza de menta fresca, en trozos

1 nudo de jengibre pequeño, sin piel

1 cucharada de miel líquida

Preparación:

Pelar el mango y cortarlo en trozos pequeños. Rellenar el vaso medidor y reservar el resto. Dejar a un lado.

Pelar la banana y cortar en rodajas finas. Dejar a un lado.

Lavar la manzana y cortarlo por la mitad. Remover el centro y trozar. Dejar a un lado.

Poner la menta en un colador grande. Lavar bajo agua fría y colar. Romper con las manos y dejar a un lado.

Pelar el nudo de jengibre y dejar a un lado.

Combinar le mango, banana, manzana, menta y jengibre en una licuadora, y pulsar. Transferir a un vaso y añadir la miel.

Agregar algunos cubos de hielo y servir inmediatamente.

Información nutricional por porción: Kcal: 325, Proteínas: 4.3g, Carbohidratos: 76.1g, Grasas: 1.6g

12. Jugo de Brócoli y Repollo

Ingredientes:

1 taza de brócoli, en trozos

1 taza de repollo morado, en trozos

1 remolacha entera, en trozos

1 taza de Acelga, en trozos

1 taza de pepino, en rodajas

¼ cucharadita de cúrcuma, molida

Preparación:

Lavar el brócoli y recortar las capas externas. Trozar y dejar a un lado.

Combinar el repollo morado y la acelga en un colador grande. Lavar bajo agua fría y colar. Romper con las manos y dejar a un lado.

Lavar las remolachas y recortar las partes verdes. Trozar y dejar a un lado.

Lavar el pepino y cortar en rodajas finas. Rellenar un vaso medidor y reservar el resto. Dejar a un lado.

Combinar el brócoli, repollo morado, remolacha, acelga y pepino en una licuadora, y pulsar.

Transferir a un vaso y añadir la cúrcuma. Refrigerar 15 minutos antes de servir.

Información nutricional por porción: Kcal: 79, Proteínas: 6.2g, Carbohidratos: 23.7g, Grasas: 0.8g

13. Jugo de Alcachofa y Naranja

Ingredientes:

1 alcachofa mediana, en trozos

1 naranja pequeña, sin piel

1 limón grande, sin piel

1 lima entera, sin piel

1 cucharada de miel líquida

1 onza de agua

Preparación:

Recortar las capas externas de la alcachofa. Trozar y dejar a un lado.

Pelar la naranja y dividirla en gajos. Cortar cada gajo por la mitad y dejar a un lado.

Pelar el limón y lima. Cortarlos por la mitad y dejar a un lado.

Combinar la alcachofa, naranja, limón y lima en una licuadora. Pulsar, transferir a un vaso, y añadir la miel y agua.

Refrigerar 10 minutos antes de servir.

Información nutricional por porción: Kcal: 149, Proteínas: 5.9g, Carbohidratos: 33.8g, Grasas: 0.5g

14.   Jugo de Melón Dulce

Ingredientes:

1 rodaja mediana de melón dulce mediano

1 zanahoria mediana, en rodajas

1 durazno mediano, en trozos

1 manzana verde pequeña, sin centro

Preparación:

Cortar el melón por la mitad. Remover las semillas y lavar el melón. Cortar un gajo y pelarlo. Trozar y dejar a un lado.

Lavar y pelar la zanahoria. Cortar en rodajas finas y dejar a un lado.

Lavar el durazno y cortarlo por la mitad. Remover el carozo y cortar. Dejar a un lado.

Lavar la manzana y cortarla por la mitad. Remover el centro y trozar. Dejar a un lado.

Combinar el melón, zanahoria, durazno y manzana en una licuadora, y pulsar. Transferir a un vaso y refrigerar 10 minutos antes de servir.

Información nutricional por porción: Kcal: 176, Proteínas: 3.2g, Carbohidratos: 51.1g, Grasas: 1g

## 15.	Jugo de Arándanos y Limón

Ingredientes:

1 taza de arándanos

1 limón grande, sin piel

1 banana grande, en rodajas

1 pera grande, en trozos

2 onza de agua de coco

Preparación:

Poner los arándanos en un colador y lavar bajo agua fría. Colar y dejar a un lado.

Pelar el limón y cortarlo por la mitad. Dejar a un lado.

Pelar la banana y cortar en rodajas finas. Dejar a un lado.

Lavar la pera y cortarla por la mitad. Remover el centro y trozar. Dejar a un lado.

Combinar los arándanos, limón, banana y pera en una licuadora, y pulsar. Transferir a un vaso y añadir el agua de coco. Agregar hielo y servir inmediatamente.

Información nutricional por porción: Kcal: 291, Proteínas: 4.1g, Carbohidratos: 92.3g, Grasas: 1.4g

16. Jugo de Cereza y Cantalupo

Ingredientes:

1 taza de cerezas, sin carozo

1 gajo de cantalupo pequeño

1 limón grande, sin piel

1 taza de trozos de ananá

Preparación:

Lavar las cerezas y remover las hojas. Cortar por la mitad y rellenar un vaso medidor. Dejar a un lado.

Cortar el cantalupo por la mitad. Remover las semillas y cortar una rodaja grande. Envolver el resto en film y refrigerar.

Pelar el limón y cortarlo por la mitad. Dejar a un lado.

Cortar la parte superior del ananá. Remover la piel y cortarla en rodajas. Rellenar un vaso medidor y reservar el resto.

Combinar las cerezas, cantalupo, limón y ananá en una licuadora. Pulsar, transferir a un vaso y refrigerar por 10 minutos antes de servir.

Información nutricional por porción: Kcal: 176, Proteínas: 3.4g, Carbohidratos: 53.6g, Grasas: 0.7g

17.   Jugo de Pimiento y Verdes

Ingredientes:

1 pimiento rojo grande, en trozos

1 taza de verdes de ensalada, en trozos

1 taza de hinojo, en trozos

1 rábano grande, en trozos

1 limón grande, sin piel

1 nudo de jengibre pequeño, sin piel

1 onza de agua

Preparación:

Lavar el pimiento y cortarlo por la mitad. Remover las semillas y trozar. Dejar a un lado.

Lavar los verdes de ensalada y trozar. Dejar a un lado.

Recortar las capas externas del hinojo. Trozarlo y rellenar un vaso medidor. Reservar el resto.

Lavar el rábano y recortar las partes verdes. Pelar y trozar. Dejar a un lado.

Pelar el limón y cortarlo por la mitad. Dejar a un lado.

Pelar el nudo de jengibre y trozarlo. Dejar a un lado.

Combinar el pimiento, verdes de ensalada, hinojo, rábano, limón y jengibre en una licuadora. Pulsar.

Transferir a un vaso y añadir el agua. Refrigerar 10 minutos antes de servir.

Información nutricional por porción: Kcal: 76, Proteínas: 4.6g, Carbohidratos: 24.9g, Grasas: 1.1g

18.   Jugo de Coliflor y Col Rizada

Ingredientes:

1 taza de coliflor, en trozos

1 taza de col rizada fresca, en trozos

1 lima entera, sin piel

1 taza de pepino, en rodajas

¼ cucharadita de sal

Preparación:

Recortar las capas externas de la coliflor. Trozar y lavar. Rellenar un vaso medidor y rociar con sal. Dejar a un lado.

Lavar la col rizada bajo agua fría y colar. Trozar y dejar a un lado.

Pelar la lima y cortarla por la mitad. Dejar a un lado.

Lavar el pepino y cortarlo en rodajas finas. Rellenar un vaso medidor y reservar el resto. Dejar a un lado.

Combinar la coliflor, col rizada, lima y pepino en una licuadora. Pulsar. Transferir a un vaso y refrigerar antes de servir.

Información nutricional por porción: Kcal: 87, Proteínas: 11.4g, Carbohidratos: 24.4g, Grasas: 1.8g

19.   Jugo de Palta y Zanahoria

Ingredientes:

1 taza de palta, en trozos

1 zanahoria grande, en rodajas

1 manzana roja pequeña, sin centro

½ taza de uvas verdes

1 kiwi entero, sin piel

¼ cucharadita de jengibre, molido

Preparación:

Pelar la palta y cortarla por la mitad. Remover el carozo y trozar. Rellenar un vaso medidor y reservar el resto.

Lavar y pelar la zanahoria. Cortar en rodajas finas y dejar a un lado.

Lavar la manzana y cortarla por la mitad. Remover el centro y trozar. Dejar a un lado.

Pelar el kiwi y cortarlo por la mitad. Dejar a un lado.

Combinar la palta, zanahorias, manzana, uvas y kiwi en una licuadora, y pulsar. Transferir a un vaso y añadir el jengibre.

Añadir hielo picado y servir inmediatamente.

Información nutricional por porción: Kcal: 355, Proteínas: 5.1g, Carbohidratos: 56.1g, Grasas: 22.9g

20.   Jugo de Pomelo y Cereza

Ingredientes:

1 pomelo grande, sin piel

1 taza de cerezas, sin carozo

1 banana mediana, en rodajas

1 taza de menta fresca, en trozos

2 cucharadas de agua de coco

Preparación:

Pelar el pomelo y dividirlo en gajos. Cortar cada gajo por la mitad y dejar a un lado.

Lavar las cerezas y remover las ramas. Cortar por la mitad y remover los carozos. Rellenar un vaso medidor y dejar a un lado.

Pelar la banana y cortarla en rodajas finas. Dejar a un lado.

Lavar la menta bajo agua fría y colar. Romper con las manos y dejar a un lado.

Combinar el pomelo, cerezas, banana y menta en una licuadora, y pulsar. Transferir a un vaso y añadir el agua de coco.

Agregar cubos de hielo y servir inmediatamente.

Información nutricional por porción: Kcal: 274, Proteínas: 5.8g, Carbohidratos: 81.5g, Grasas: 1.3g

21. Jugo de Manzana y Kiwi

Ingredientes:

1 manzana pequeña, sin centro

1 kiwi entero, sin piel

1 durazno pequeño, sin carozo

½ taza de espinaca fresca, trozada

Preparación:

Lavar la manzana y cortarla por la mitad. Remover el centro y trozar. Dejar a un lado.

Pelar el kiwi y cortarlo por la mitad. Dejar a un lado.

Lavar el durazno y cortarlo por la mitad. Remover el carozo y trozar. Dejar a un lado.

Lavar la espinaca bajo agua fría y colar. Romper con las manos y dejar a un lado.

Combinar la manzana, kiwi, durazno y espinaca en una licuadora, y pulsar. Transferir a un vaso y añadir hielo.

Servir inmediatamente.

Información nutricional por porción: Kcal: 165, Proteínas: 6.9g, Carbohidratos: 47.6g, Grasas: 1.5g

22. Jugo de Chirivías y Remolacha

Ingredientes:

1 taza de chirivías, en rodajas

1 taza de remolachas, en rodajas

1 taza de batatas, en trozos

1 taza de verdes de mostaza, en trozos

1 taza de berro, en trozos

Preparación:

Lavar y pelar las chirivías. Remover las partes verdes y cortar en rodajas finas. Rellenar el vaso medidor y reservar el resto.

Lavar las remolachas y recortar las partes verdes. Pelar y cortar en rodajas finas. Rellenar un vaso medidor y dejar a un lado.

Pelar la papa y cortar en trozos pequeños. Rellenar el vaso medidor y reservar el resto.

Combinar los verdes de mostaza y berro en un colador. Lavar bajo agua fría y colar. Romper con las manos y dejar a un lado.

Combinar las chirivías, remolachas, batatas, verdes de mostaza y berro en una licuadora, y pulsar.

Transferir a un vaso y añadir sal.

Información nutricional por porción: Kcal: 226, Proteínas: 8.3g, Carbohidratos: 66.7g, Grasas: 0.9g

23. Jugo de Sandía y Moras

Ingredientes:

1 taza de sandía, en cubos

1 taza de moras

1 naranja mediana, sin piel

1 cucharada de miel líquida

¼ cucharadita de canela, molida

Preparación:

Cortar la sandía por la mitad. Cortar un gajo grande y envolver el resto en film para refrigerar. Pelar la rodaja y cortar en cubos pequeños. Remover las semillas y rellenar un vaso medidor. Dejar a un lado.

Lavar las moras bajo agua fría y colar. Dejar a un lado.

Pelar la naranja y cortarla en gajos. Cortar cada gajo por la mitad y dejar a un lado.

Combinar la sandía, moras y naranja en una licuadora, y pulsar. Transferir a un vaso y añadir la miel y canela.

Refrigerar 10 minutos antes de servir.

Información nutricional por porción: Kcal: 186, Proteínas: 4.2g, Carbohidratos: 40.7g, Grasas: 1.1g

24. Jugo de Arándanos y Frambuesas

Ingredientes:

1 taza de arándanos agrios

1 taza de frambuesas

1 taza de menta fresca, en trozos

1 limón grande, sin piel

1 manzana pequeña, sin centro

Preparación:

Combinar los arándanos agrios y frambuesas en un colador. Lavar bajo agua fría y colar. Dejar a un lado.

Lavar la menta y romper con las manos. Dejar a un lado.

Pelar el limón y cortarlo por la mitad. Dejar a un lado.

Lavar la manzana y cortarla por la mitad. Remover el centro y trozar.

Combinar los arándanos agrios, frambuesas, menta, limón y manzana en una licuadora, y pulsar. Transferir a un vaso y añadir hielo antes de servir.

Información nutricional por porción: Kcal: 143, Proteínas: 3.8g, Carbohidratos: 53.5g, Grasas: 1.5g

25.   Jugo de Frutilla y Banana

Ingredientes:

1 taza de frutillas, en trozos

1 banana mediana, en rodajas

1 pomelo grande, en gajos

1 manzana Granny Smith pequeña, sin centro

1 cucharada de agua de coco

Preparación:

Lavar las frutillas y remover las ramas. Trozar y rellenar un vaso medidor. Reservar el resto.

Pelar la banana y cortarla en rodajas finas. Dejar a un lado.

Cortar el pomelo y dividirlo en gajos. Cortar cada gajo por la mitad y dejar a un lado.

Lavar la manzana y cortarla por la mitad. Remover el centro y trozar. Dejar a un lado.

Combinar las frutillas, banana, pomelo y manzana en una licuadora, y pulsar. Transferir a un vaso y añadir el agua de coco.

Agregar algunos cubos de hielo y servir inmediatamente.

Información nutricional por porción: Kcal: 268, Proteínas: 4.4g, Carbohidratos: 79.6g, Grasas: 1.2g

26.　Jugo de Guayaba y Mango

Ingredientes:

1 guayaba entera, sin piel

1 naranja mediana, sin piel

1 zanahoria grande, en rodajas

1 limón grande, sin piel

1 cucharada de miel líquida

Preparación:

Pelar la guayaba. Cortar en trozos pequeños y dejar a un lado.

Pelar la naranja y cortarla en gajos. Cortar cada gajo por la mitad y dejar a un lado.

Lavar y pelar la zanahoria. Cortar en rodajas finas y dejar a un lado.

Pelar el limón y cortarlo por la mitad. Dejar a un lado.

Combinar la guayaba, naranja, zanahoria y limón en una licuadora, y pulsar. Transferir a un vaso y añadir la miel. Agregar hielo y servir inmediatamente.

Información nutricional por porción: Kcal: 168, Proteínas: 3.9g, Carbohidratos: 35.6g, Grasas: 1.1g

27.   Jugo de Ananá y Cereza

Ingredientes:

1 taza de ananá, en trozos

1 taza de cerezas, sin carozo

1 zanahoria mediana, en rodajas

¼ cucharadita de jengibre, molido

1 cucharada de agua de coco

Preparación:

Cortar la parte superior del ananá. Pelar y cortar en rodajas finas. Rellenar un vaso medidor y reservar el resto.

Lavar las cerezas y cortarlas por la mitad. Remover los carozos y rellenar un vaso medidor. Reservar el resto en la nevera.

Lavar y pelar la zanahoria. Cortar en rodajas finas y dejar a un lado.

Combinar el ananá, cerezas y zanahoria en una licuadora, y pulsar. Transferir a un vaso y añadir el jengibre y agua de coco. Decorar con menta fresca y servir inmediatamente.

Información nutricional por porción: Kcal: 175, Proteínas: 3.1g, Carbohidratos: 52.1g, Grasas: 0.6g

28.   Jugo de Calabacín y Espárragos

Ingredientes:

1 calabacín pequeño, en trozos

2 varas de espárragos medianas

1 taza de apio, en trozos

1 taza de albahaca fresca, en trozos

1 lima entera, sin piel

Preparación:

Lavar el calabacín y trozarlo. Dejar a un lado

Lavar los espárragos y recortar las puntas. Trozar y dejar a un lado.

Lavar el apio y remover las partes blancas. Trozar el resto. Dejar a un lado.

Lavar la albahaca bajo agua fría. Colar y romper con las manos. Dejar a un lado.

Pelar la lima y cortarla por la mitad. Dejar a un lado.

Combinar el calabacín, espárragos, apio, albahaca y lima en una licuadora, y pulsar. Transferir a un vaso y añadir hielo antes de servir.

Información nutricional por porción: Kcal: 43, Proteínas: 3.7g, Carbohidratos: 12.3g, Grasas: 0.7g

29. Jugo de Mango y Pera

Ingredientes:

1 taza de mango, en trozos

1 pera mediana, en trozos

1 taza de semillas de granada

1 taza de Lechuga romana, rallada

1 cucharada de miel líquida

Preparación:

Pelar el mango y trozarlo. Rellenar un vaso medidor y reservar el resto en la nevera. Dejar a un lado.

Lavar la pera y trozarla. Dejar a un lado.

Cortar la parte superior de la granada y bajar hacia las membranas blancas. Remover las semillas a un vaso medidor y dejar a un lado.

Lavar la lechuga bajo agua fría y rallarla. Rellenar un vaso medidor y reservar el resto.

Combinar el mango, pera, granada y lechuga en una licuadora, y pulsar. Transferir a un vaso y añadir la miel. Agregar hielo y servir inmediatamente.

Información nutricional por porción: Kcal: 230, Proteínas: 4.1g, Carbohidratos: 69.6g, Grasas: 2.1g

30.　Jugo de Kiwi y Ciruela

Ingredientes:

2 ciruelas grandes, sin carozo

1 kiwi entero, sin piel

1 taza de cantalupo, en trozos

1 taza de lechuga morada, rallada

1 cucharada de miel líquida

Preparación:

Lavar las ciruelas y cortarlas por la mitad. Remover el carozo y trozar. Dejar a un lado.

Pelar el kiwi y cortarlo por la mitad. Dejar a un lado.

Cortar el cantalupo por la mitad. Remover las semillas y pulpa. Cortar 2 gajos y pelarlos. Trozar y dejar a un lado. Reservar el resto en la nevera.

Lavar la lechuga y rallarla. Rellenar un vaso medidor y reservar el resto.

Combinar las ciruelas, kiwi, cantalupo y lechuga en una licuadora, y pulsar. Transferir a un vaso y añadir la miel.

Agregar hielo y servir inmediatamente.

Información nutricional por porción: Kcal: 136, Proteínas: 3.4g, Carbohidratos: 38.6g, Grasas: 1.1g

31.   Jugo de Albahaca y Tomate

Ingredientes:

1 taza de albahaca fresca, en trozos

5 tomates cherry, por la mitad

1 taza de perejil fresco, en trozos

1 taza de espinaca fresca, en trozos

1 taza de verdes de mostaza, en trozos

¼ cucharadita de sal

Preparación:

Combinar la albahaca, perejil y verdes de mostaza en un colador. Lavar y colar. Romper con las manos y dejar a un lado.

Lavar la espinaca y trozar. Rellenar un vaso medidor y reservar el resto. Dejar a un lado.

Lavar los tomates cherry y remover las ramas. Poner en un tazón pequeño y cortar por la mitad. Reservar el jugo. Dejar a un lado.

Combinar la albahaca, perejil, verdes de mostaza, espinaca y tomates en una licuadora, y pulsar. Transferir a un vaso y añadir el jugo de tomate y sal.

Servir frío.

Información nutricional por porción: Kcal: 64, Proteínas: 10.9g, Carbohidratos: 17.9g, Grasas: 1.8g

32.   Orange Cantalupo Juice

Ingredientes:

1 naranja grande, sin piel

1 rodaja mediana de cantalupo

1 nudo de jengibre pequeño, sin piel

1 taza de pepino, en rodajas

1 cucharada de agua de coco

Preparación:

Pelar la naranja y cortarla en gajos. Cortar cada gajo por la mitad y dejar a un lado.

Cortar el cantalupo por la mitad. Remover las semillas y cortar un gajo. Pelarlo y trozar. Dejar a un lado.

Pelar el nudo de jengibre y trozarlo. Dejar a un lado.

Pelar el pepino y cortarlo en rodajas finas. Rellenar un vaso medidor y reservar el resto. Dejar a un lado.

Combinar la naranja, cantalupo, jengibre y pepino en una licuadora, y pulsar. Transferir a un vaso y añadir el agua de coco.

Refrigerar 10 minutos antes de servir.

Información nutricional por porción: Kcal: 103, Proteínas: 2.7g, Carbohidratos: 30.2g, Grasas: 0.5g

33.   Jugo de Granada y Sandía

Ingredientes:

1 taza de semillas de granada

1 taza de sandía, en cubos

1 remolacha entera, en rodajas

1 taza de berro, en trozos

Preparación:

Cortar la parte superior de la granada y bajar hacia las membranas blancas. Remover las semillas a un vaso medidor y dejar a un lado.

Cortar la sandía por la mitad. Cortar un gajo grande, pelarlo y remover las semillas. Cortar en cubos pequeños y rellenar un vaso medidor. Dejar a un lado.

Lavar y pelar la remolacha. Remover las partes verdes y trozar. Dejar a un lado.

Lavar el berro bajo agua fría y colar. Romper con las manos y dejar a un lado.

Combinar la granada, sandía, remolacha y berro en una licuadora, y pulsar.

Transferir a un vaso y servir inmediatamente.

Información nutricional por porción: Kcal: 131, Proteínas: 4.5g, Carbohidratos: 36.1g, Grasas: 1.4g

34. Jugo de Pimiento y Col Rizada

Ingredientes:

2 pimientos medianos, en trozos

1 taza de col rizada fresca, en trozos

1 rábano grande, recortado

1 taza de palta, en cubos

1 taza de pepino, en rodajas

Preparación:

Lavar los pimientos y cortarlos por la mitad. Remover las semillas y trozar. Dejar a un lado.

Lavar la col rizada bajo agua fría y colar. Trozar y dejar a un lado.

Pelar el rábano. Recortar las partes verdes y trozar. Dejar a un lado.

Pelar la palta y cortarla por la mitad. Remover el carozo y cortar en cubos pequeños. Rellenar un vaso medidor y reservar el resto.

Pelar el pepino y cortarlo en rodajas finas. Rellenar un vaso medidor y reservar el resto. Dejar a un lado.

Combinar los pimientos, col rizada, rábano, palta y pepino en una licuadora, y pulsar. Transferir a un vaso y servir inmediatamente.

Información nutricional por porción: Kcal: 131, Proteínas: 4.5g, Carbohidratos: 36.1g, Grasas: 1.4g

35. Jugo de Damasco y Cereza

Ingredientes:

1 taza de damascos, sin carozo

1 taza de cerezas, sin carozo

1 rodaja pequeña de jengibre sin piel

1 onza de agua de coco

Preparación:

Lavar los damascos y cortarlos por la mitad. Remover los carozos y trozar. Rellenar un vaso medidor y dejar a un lado.

Lavar las cerezas y remover las ramas. Cortar por la mitad y remover los carozos. Rellenar un vaso medidor y dejar a un lado.

Pelar la rodaja de jengibre y dejar a un lado.

Combinar los damascos, cerezas y jengibre en una licuadora, y pulsar. Transferir a un vaso y añadir el agua de coco.

Refrigerar 10 minutos antes de servir.

Información nutricional por porción: Kcal: 149, Proteínas: 3.8g, Carbohidratos: 40.8g, Grasas: 0.9g

36.   Jugo de Ciruela y Repollo

Ingredientes:

4 ciruelas grandes, en trozos

1 taza de repollo morado, rallado

1 taza de arándanos

1 lima entera, sin piel

Preparación:

Lavar las ciruelas y cortarlas por la mitad. Remover los carozos y trozar. Dejar a un lado.

Lavar el repollo y rallarlo. Rellenar un vaso medidor y dejar a un lado. Reservar el resto.

Lavar los arándanos y colar. Dejar a un lado.

Pelar la lima y cortarla por la mitad. Dejar a un lado.

Combinar las ciruelas, repollo, arándanos y lima en una licuadora, y pulsar. Transferir a un vaso y añadir hielo antes de servir.

Información nutricional por porción: Kcal: 204, Proteínas: 4.4g, Carbohidratos: 61.8g, Grasas: 1.4g

37.   Jugo de Papaya y Naranja

Ingredientes:

1 taza de papaya, sin piel

1 naranja grande, en gajos

1 lima entera, sin piel

1 taza de menta fresca, en trozos

2 onza de agua de coco

1 cucharada de miel líquida

Preparación:

Pelar la papaya y cortarla por la mitad. Remover las semillas y trozar. Dejar a un lado.

Pelar la naranja y cortarla en gajos. Cortar cada gajo por la mitad y dejar a un lado.

Pelar la lima y cortarla por la mitad. Dejar a un lado.

Lavar la menta bajo agua fría y colar. Romper con las manos y dejar a un lado.

Combinar la papaya, naranja, lima y menta en una licuadora, y pulsar. Transferir a un vaso y añadir el agua de coco.

Agregar hielo y servir inmediatamente.

Información nutricional por porción: Kcal: 200, Proteínas: 3.6g, Carbohidratos: 44.7g, Grasas: 0.9g

38. Jugo de Cilantro y Puerro

Ingredientes:

1 taza de cilantro fresco, en trozos

2 puerros enteros, en trozos

1 taza de verdes de nabo, en trozos

1 taza de batatas, en cubos

1 taza de pepino, en rodajas

1 lima entera, sin piel

1 taza de espinaca, en trozos

Preparación:

En un colador grande, combinar el cilantro, verdes de nabo y espinaca. Lavar bajo agua fría y colar. Trozar y dejar a un lado.

Lavar los puerros y trozarlos. Dejar a un lado.

Pelar la batata y cortarla en cubos pequeños. Rellenar un vaso medidor y reservar el resto. Dejar a un lado.

Pelar el pepino y cortarlo en rodajas finas. Rellenar un vaso medidor y reservar el resto. Dejar a un lado.

Pelar la lima y cortarla por la mitad. Dejar a un lado.

Combinar el cilantro, verdes de nabo, espinaca, puerros, batata y pepino en una licuadora. Pulsar.

Transferir a un vaso y servir inmediatamente.

Información nutricional por porción: Kcal: 264, Proteínas: 2.2g, Carbohidratos: 72.8g, Grasas: 13.9g

39.   Jugo de Brócoli y Calabacín

Ingredientes:

1 taza de brócoli, en trozos

1 calabacín pequeño, en trozos

1 taza de frijoles verdes

1 taza de Brotes de Bruselas

1 taza de pepino, en rodajas

1 rodaja pequeña de jengibre sin piel

Preparación:

Lavar el brócoli y remover las capas externas. Trozar y dejar a un lado.

Pelar el calabacín y trozar. Dejar a un lado.

Lavar los brotes de Bruselas y recortar las hojas externas. Cortar por la mitad y dejar a un lado.

Pelar el pepino y cortarlo en rodajas finas. Rellenar un vaso medidor y reservar el resto. Dejar a un lado.

Combinar el brócoli, calabacín, brotes de Bruselas y pepino en una licuadora, y pulsar. Transferir a un vaso y servir inmediatamente.

Información nutricional por porción: Kcal: 160, Proteínas: 15.3g, Carbohidratos: 41.5g, Grasas: 1.6g

40.   Jugo de Palta y Ciruela

Ingredientes:

1 taza de palta, en cubos

2 ciruelas grandes, en trozos

1 manzana mediana, sin centro

1 limón grande, sin piel

¼ cucharadita de canela, molida

1 cucharada de agua de coco

Preparación:

Pelar la palta y cortarla por la mitad. Remover el carozo y cortar en cubos pequeños. Rellenar un vaso medidor y reservar el resto.

Lavar las ciruelas y cortarlas por la mitad. Remover los carozos y trozar. Dejar a un lado.

Lavar la manzana y cortarla por la mitad. Remover el centro y trozar. Dejar a un lado.

Pelar el limón y cortarlo por la mitad. Dejar a un lado.

Combinar la palta, ciruelas, manzana y limón en una licuadora, y pulsar. Transferir a un vaso y añadir la canela y agua de coco. Refrigerar 15 minutos antes de servir.

Información nutricional por porción: Kcal: 341, Proteínas: 5.3g, Carbohidratos: 56.1g, Grasas: 22.8g

41.   Jugo Dulce de Melón

Ingredientes:

1 gajo de melón dulce grande

1 taza de sandía, sin semillas

1 limón grande, sin piel

1 manzana verde grande, sin centro

1 cucharada de miel líquida

2 onzas de agua

Preparación:

Cortar el melón por la mitad. Remover las semillas, cortar un gajo grande y pelarlo. Trozar y dejar a un lado. Envolver el resto del melón en film y refrigerar.

Cortar la sandía por la mitad. Para una taza, necesitará un gajo grande. Pelarlo y trozarlo. Remover las semillas y dejar a un lado. Reservar el resto para otro jugo.

Pelar el limón y cortarlo por la mitad. Dejar a un lado.

Lavar la manzana y remover el centro. Trozar y dejar a un lado.

Combinar el melón, sandía, limón y manzana en una juguera, y pulsar.

Transferir a un vaso y añadir la miel y agua. Agregar algunos cubos de hielo o refrigerar por 20 minutos antes de servir.

Información nutricional por porción: Kcal: 264, Proteínas: 3.3g, Carbohidratos: 76.4g, Grasas: 1g

OTROS TITULOS DE ESTE AUTOR

70 Recetas De Comidas Efectivas Para Prevenir Y Resolver Sus Problemas De Sobrepeso: Queme Calorías Rápido Usando Dietas Apropiadas y Nutrición Inteligente

Por

Joe Correa CSN

48 Recetas De Comidas Para Eliminar El Acné: ¡El Camino Rápido y Natural Para Reparar Sus Problemas de Acné En 10 Días O Menos!

Por

Joe Correa CSN

41 Recetas De Comidas Para Prevenir el Alzheimer: ¡Reduzca El Riesgo de Contraer La Enfermedad de Alzheimer De Forma Natural!

Por

Joe Correa CSN

70 Recetas De Comidas Efectivas Para El Cáncer De Mama: Prevenga Y Combata El Cáncer De Mama Con una Nutrición Inteligente y Alimentos Poderosos

Por

Joe Correa CSN

www.ingramcontent.com/pod-product-compliance
Lightning Source LLC
Chambersburg PA
CBHW030249030426
42336CB00009B/313